Sandra Hintringer

Der Vagusnerv
Unser innerer Therapeut

Die Polyvagal-Theorie zur Selbsthilfe
bei Panik, Angst, Trauma und Depression

IRISIANA

Inhalt

Einleitung

Neugier bestimmt unsere Wahrnehmung und damit unser Handeln. Unser inneres, ganz natürliches Streben nach Liebe, Anerkennung und Angenommenwerden lässt uns auf die Suche gehen. Wir möchten frei sein von Beschwerden wie Angst, Depression oder Panikattacken. Gesundheit und das Streben danach zeichnen sich unter anderem durch diese suchende Neugier aus. Wie schön also, dass Sie nach diesem Ratgeber gegriffen haben und sicherlich schon ganz gespannt sind, was Sie darin erwartet.

Jetzt – genau jetzt, da Sie die ersten Zeilen dieses Texts lesen – bewegen sich Ihre Augen von links nach rechts über die Zeilen und sammeln Informationen. Ihre Augen nehmen die Schriftzeichen auf dem Papier als Buchstaben wahr. In Windeseile übertragen Nervenbahnen die Informationen ins Seh- und von dort ins Lesezentrum in Ihrem Gehirn. Dort erfolgt der Abgleich: Die Buchstaben und Worte sind Ihrem Gehirn durch jahrzehntelanges Lesetraining vertraut, sodass es Inhalt und Sinn sofort erfassen kann.

In diesem Moment, in dem Sie entspannt lesen, ist wahrscheinlich alles in bester Ordnung. Damit meine ich, dass Sie jetzt gerade in Sicherheit sind. Vielleicht fragen Sie sich, warum ich das so betone, denn natürlich sind Sie in Sicherheit. Aber was hat das mit dem Inhalt dieses Buchs zu tun? Eine ganze Menge, denn in diesem Ratgeber wird es um den oft erwähnten Vagusnerv gehen. Er ist so etwas wie unser innerer Therapeut – ein Nerv, der unseren Körper in die Entspanntheit und damit ins Gefühl der Sicherheit regulieren kann. Man könnte also sagen, dass Sie nur deswegen entspannt sitzen und lesen können, weil Ihr Vagus in diesem Moment sehr gut funktioniert.

Doch was wäre ein Therapeut ohne sein Netzwerk, ohne Kollegen oder ohne das Haus, in dem er mit seiner Praxis unterkommt, ohne das Geflecht aus Krankenkassen und Versicherungen und ohne den öffentlichen Nahverkehr, der es seinen Patienten ermöglicht, zu ihm zu kommen? »Alles steht mit allem in Verbindung«, sagte die im Mittelalter auf vielfältige Weise wirkende natur- und heilkundige Universalgelehrte Hildegard von Bingen (1098–1179). Es wird also hier nicht um den Vagusnerv allein gehen, sondern um die komplexe und faszinierende Regulationsfähigkeit des Gehirns, aber auch des gesamten Körpers. Woher weiß unser Gehirn, was es zu tun hat beziehungsweise welche Meldung es an die Peripherie Ihres Körpers senden muss? Welcher Auftrag soll ausgeführt werden? Warum sollen sich Muskeln anspannen, warum danach entspannen? Warum taucht ein Angstgefühl auf? Was ist überhaupt Angst und warum wird daraus bei manchen eine Panikattacke? Warum werden Sinneswahrnehmungen oder Körperempfindungen auch einfach mal abgeschaltet? Und ab wann nennt man solche Abspaltungen »Dissoziationen«? Wie kann man Depressionen verstehen und was haben scheinbar kleinere Symptome damit zu tun? Warum zum Beispiel können sogar beim Säugling Füße und Hände so kalt sein, dass selbst die allerbesten Puschelsöckchen keine Abhilfe schaffen?

Fragen dieser Art werden wir in Bezug auf den Vagusnerv und damit zur Polyvagal-Theorie nachgehen. Dabei möchte ich Sie einladen, all die genannten und auch alle anderen Symptome losgelöst von klassifizierten und damit einengenden Diagnosen zu betrachten. Vielleicht können Sie unbefangen dem Gedankenexperiment folgen, dass all diese Symptome im Grunde ganz normale, gesunde Reaktionen auf überfordernde Ereignisse sind.

Doch hier möchte ich noch einmal zu Ihnen und dem jetzigen Moment kommen. Gerade ist die Welt rund um Sie in Ordnung. Während Sie lesen, sitzen Sie vermutlich – in einem Sessel oder auf der Couch, zu Hause oder etwa in einem Café. Sie spüren das flauschige Kissen im Rücken oder das kühle Leder der Couch. Irgendwo im Hintergrund sind vielleicht Geräusche zu hören: Autoverkehr, Vogelgezwitscher, Geschirrgeklapper oder leise Musik, vielleicht auch etwas ganz anderes. Ihr Gehirn kennt diese Geräusche und misst ihnen zumindest vordergründig nicht viel Bedeutung bei. Vielleicht schmilzt gerade ein Stück Schokolade auf Ihrer Zunge. Und während Ihre Augen weiter Zeile für Zeile Informationen aus diesem Buch auflesen, beobachtet Ihr Unterbewusstsein laufend die Umgebung, unentwegt und mit an Perfektion grenzender Verlässlichkeit. Immer wieder macht es einen Abgleich mit der Schaltzentrale Gehirn: Geschirrgeklapper? Kenne ich, also ungefährlich. Verkehrsgeräusche, Hupen, Motorengeräusche, Fahrradklingel? Kenne ich, ungefährlich. Schokolade? Kenne ich, superberuhigend, bitte mehr davon. Und so weiter. Jetzt also, da Sie gerade in Ruhe lesen, ist die Umgebung sicher. Sie sind sicher. Andernfalls würden Sie aufspringen und auf die vermeintliche oder echte Gefahr reagieren, zum Beispiel wenn jemand plötzlich im Hausflur laut um Hilfe rufen würde oder wenn es in der Nähe auf ungewöhnliche Art gescheppert hätte. Unmittelbar und ganz automatisch würden Ihre körperlichen Alarmsysteme anspringen, würden Sie umherschauen, Ihre Muskulatur würde sich kampfbereit machen und sich stark anspannen, Ihr Herz würde schneller schlagen, und letztendlich wären Sie schon längst losgelaufen und auf der Suche nach der Ursache. Vielleicht würde sich aber just in diesem Moment Ihr Gehirn an irgendetwas erinnern, das Sie dann ganz im Gegenteil in Schockstarre auf dem Sessel sitzen ließe. Um nichts in der Welt trauen Sie sich dann in den Hausflur, denn im Gehirn und damit auch im Körper ist das Programm Panik mit anschließender Entscheidung zum Totstellreflex in Kraft getreten. Denn wer weiß, was da im Haus los ist? Könnte gefährlich sein. Kennen Sie solche Situationen?

Ganz entspannt? Mächtig aufgeregt? Oder in Schockstarre? Alle drei Zustände sind zwar autonome, aber vor allem physiologische Reaktionsmuster Ihres Körpers. Mit diesen passt sich Ihr Organismus an die Umgebung und die Umstände an, weshalb man sie adaptive Reaktionsmuster nennt. Sie helfen jedem von uns laufend und ganz unmittelbar beim Überleben. In jedem Körper sind diese drei Programme, auf die ich später noch im Detail eingehen werde, sozusagen biologisch vorinstalliert. Je nach Situation entscheidet sich Ihr Gehirn im blitzschnellen Wechsel mal für das eine und mal für das andere Muster. Je nachdem, in welchem Muster wir uns als Menschen gerade aufhalten, also entweder im Muster von Kampf oder Flucht, in Schockstarre oder in guter Verbundenheit friedlich eingestimmt, reagieren wir ganz unterschiedlich auf die uns erreichenden Sinneseindrücke. Wir regulieren und sortieren sie entweder sauber ins Zeitgeschehen ein oder reagieren mit einer sogenannten Überlebensstrategie: Irgendwie durchkommen, Hauptsache, überleben! Gar nicht selten bleiben Menschen in einem dieser Reaktionsmuster buchstäblich stecken. Dann gibt es nur noch Flucht, nur noch Kampf oder manchmal leider auch langfristige Starre, die sich vielleicht als Depression in der Krankenakte abzeichnet.

In meine Osteopathie-Praxis kommen immer wieder Menschen mit verschiedensten kleineren oder größeren Unfallfolgen, also mit Traumata, die für die Patienten entweder das Hauptproblem darstellen oder als Nebenbefund auftauchen. Die Betroffenen formulieren zumeist diesen zentralen Gedanken: Seit dem Vorfall ist nichts wie vorher!

Unverhoffte Ereignisse scheinen den Körper und vor allem sein autonomes Nervensystem in irgendeiner Art zu irritieren, manchmal sogar zu blockieren. Manche Patienten beschreiben, dass sie sich in gewissen Zuständen gefangen fühlen und nicht wissen, wie sie da jemals wieder herauskommen können.

Ich denke, Sie stimmen mir zu, dass es im Laufe des Lebens eine Menge ungeplante und unvorhersehbare, heftige Einschnitte gibt. So ist das Leben: ein unsteter Wechsel von Auf und Ab. Auch wenn wir davon ausgehen können, dass in uns allen ein intakter Kern oder eine Zelle sitzt, die völlig heil und gesund ist, beeinflussen uns vor allem die unerwarteten Ereignisse mitunter massiv und mit überraschender Langwierigkeit. Symptome und Symptomverkettungen ziehen sich fünf, zehn oder noch mehr Jahre hin, bis man nach vieler Mühe endlich von so etwas wie Heilung sprechen kann. Ganz so wie vorher, das beschreiben die meisten, wird es wohl nie wieder. Es wird anders, denn die Verarbeitung schicksalhafter Ereignisse trägt zur Reifung der Persönlichkeit und zur Erweiterung ihres Spektrums bei. Dazu gehören konkret zum Beispiel Verkehrsunfälle und dabei vor allem die unverschuldeten mit Fahrerflucht, aber auch Unfälle, bei denen die Versicherungen ihre Akten noch nicht geschlossen oder dem Geschädigten nur unzureichende Leistungen zugestanden haben. Doch es geht nicht nur um Unfälle; ganz allgemein geht es um Alltagstraumata aller Art. In diesem Buch möchte ich die Dynamik um diese Phänomene beleuchten und Ihnen eine Reihe unterstützender Übungen an die Hand geben.

Es gibt viele Dinge, die wir nicht unbedingt mit dem Begriff »Trauma« in Verbindung bringen, eben weil es sich um Alltagsvorfälle handelt, die wir als normal empfinden. Und oft rappelt sich ja jemand nach einem Sturz einfach wieder auf und erleidet wirklich keinerlei Spätfolgen. Der Körper ist ein Wunderwesen und heilt und reguliert sich oft nahezu unbemerkt und in Eigenregie. Aber scheinbar banale Vorgänge können im Gegensatz dazu Symptome erzeugen, die die Betroffenen später gar nicht immer auf das Ursprungsereignis zurückführen können. Solche Symptome erzeugen eine Wucht oder auch eine innere Verlangsamung. Diese sich autonom entwickelnde Wucht oder Verlangsamung ist es, was viele Menschen wirklich verzweifeln lässt.

Neben Verkehrsunfällen geht es zum Beispiel um Stürze von Leitern, Hockern, Bäumen, auf Treppen, von Badewannenrändern … Der Tritt in ein übersehenes Loch auf einer Wiese, eine unerwartete chiropraktische Manipulation, ein geistiger oder materieller Diebstahl, eine langwierige, schwierige Geburt … Dazu gehören neben vielen anderen Ursachen sowohl verbale als auch körperliche Gewalt, Tierbisse, medizinische Notfälle, hohes Fieber wegen einer Infektion und der Verlust von Angehörigen oder Haustieren. All diese Ereignisse haben mitunter großen und verändernden Einfluss auf unser Leben. Die Heftigkeit mancher dieser Vorkommnisse überfordert nicht selten Organismus und Nervensystem beziehungsweise lässt uns aus gesunder Ruhe in einen Überlebensmodus wechseln. Dieser Modus mag anfangs extrem nützlich sein, denn viel zu schnell und meistens unvorhergesehen prasseln die Dinge auf uns ein. Das stört nicht immer, aber häufig, die gesunde Regulationsfähigkeit des Nervensystems. Irgendwann sollte das Körpersystem aus seinem Überlebensmodus allmählich ins gesunde Spektrum zurückkehren, denn sonst kann es zu Überlastung oder struktureller Erschöpfung kommen. Und hier liegt die Krux: Je nach Schwere der traumatischen Belastung, je nach Unterstützung, je nach Resilienz, also der Fähigkeit, selbst mit Belastungen fertigzuwerden, und Dauer des jeweiligen Zustands verfestigen sich Verhaltensmuster, Vermeidungsstrategien und mentale Überzeugungen. Dann wird es manchmal schwierig, diese Muster aufzulösen; zumindest braucht es viel Zeit.

Dennoch ist es zu jedem Zeitpunkt Ihres Lebens möglich, Veränderungen zu erreichen. Natürlich erfordern komplexe Erkrankungen viel Geduld. Niemand wird Ihnen sagen können, wie lange der Weg zum Wohlbefinden bei Ihnen dauern wird und ob sich alle Symptome wirklich restlos regulieren lassen. Aber jeder Moment, den Sie der Regulationsfähigkeit Ihres Nervensystems widmen, wird dem großen Ganzen dienen. Aber man kann es auch andersherum betrachten: Unsere grundsätzliche Fähigkeit, uns in unserem Nervensystem zu regulieren, wirkt an der Entstehung oder eben auch an der Vermeidung von Traumata mit. Unsere Fähigkeit, uns in die Gelassenheit herunterzuregulieren, ist damit maßgeblich an der Ausprägung, aber auch an der Chronifizierung von Traumafolgestörungen beteiligt. Das mag im ersten Moment etwas unplausibel klingen, denn wie kann man durch eigene Regulation etwas verhindern, von dem man nicht einmal weiß, dass es gleich eintreten wird? Aus Gesprächen mit meinen Patienten weiß ich jedoch, dass dem traumatisierenden Ereignis oft eine Situation vorausgegangen ist, die noch nicht vollständig abgeschlossen oder erledigt war. Die Aufmerksamkeit der Betroffenen war noch an etwas Entferntes gebunden und deshalb ihre Präsenz im Hier und Jetzt unzureichend. Es kann schon genügen, in Gedanken noch bei einem gerade geführten Telefonat zu sein, und schwupp, übersieht man die kleine Bordsteinkante. Aus den unterschiedlichsten Gründen befinden wir uns in unserer Gedankenwelt im Da und Dort, und dann geschehen eben kleine oder große Missgeschicke.

Dazu gebe ich Ihnen ein kleines erdachtes Beispiel: Ich bin in Eile, weil ich gleich einen Kollegen erwarte, und möchte noch schnell eine Lampe anbringen. Etwas unkonzentriert und in Hektik steige ich auf eine Leiter. Und während ich da an der Zimmerdecke arbeite, sehe ich aus dem Fenster im Augenwinkel den Kollegen schon über die Straße eilen. Voller Vorfreude steige ich die Leiter hinunter und verfehle vor lauter Eifer die letzte Sprosse. Ich lande auf meinem

Allerwertesten und habe die nächsten Wochen mit einer satten Prellung zu tun. Seltsamerweise entstehen einige Tage später Kopfschmerzen. Weil es mir einfach peinlich ist, mein Kollege mich auch ordentlich ausgelacht hat und ich aus meiner eigenen Sicht eindeutig selbst schuld bin, versage ich mir eine Behandlung. Eine Schmerzspirale beginnt ihren jahrelang andauernden Verlauf.

Ich kann mir vorstellen, dass viele von Ihnen solche Begebenheiten aus Ihrem eigenen Lebenslauf schildern könnten. Das einzige mir schlüssig erscheinende Ziel sollte daher das Erlangen einer guten Regulationsfähigkeit und damit Präsenz sein, also die Fähigkeit, sich im Hier und Jetzt entspannt und gleichzeitig achtsam konzentriert im gegenwärtigen Geschehen aufzuhalten.

Die Kenntnis von Traumafolgestörungen und mit ihnen verbundenen Symptomen sickert erst nach und nach in die verschiedenen Therapieschulen und ins Allgemeinwissen der Bevölkerung ein. Schmerzen, Panikattacken, depressive Phasen und andere Leiden treiben ihr Unwesen, kosten Wirtschaftskraft und Lebenszeit sowie Lebensqualität. Und sie hemmen oder blockieren die persönliche Weiterentwicklung. Wie viele dieser Symptome sich in Form von chronischen Erkrankungen zeigen, lässt sich nur erahnen. Jedoch sind laut einem 2020 veröffentlichten Report vom Institut für Allgemeinmedizin in Frankfurt die Hälfte aller über 65-jährigen Deutschen chronisch krank. Angststörungen gehören dabei zu den drei häufigsten Krankheiten (Quelle: Goethe-Universität Frankfurt am Main). Bei den psychischen Erkrankungen ist auch das Phänomen der somatoformen Störungen aufgeführt. Damit sind unwillkürlich und auch wiederholt auftretende körperliche Symptome gemeint, für die sich keine klare und vor allem keine organische Ursache finden lässt. Diese Symptome äußern sich zumeist in wandernden Schmerzen, allgemeiner Erschöpfung oder auch Reizzuständen.

Verpasste Chancen liegen brach, Unzufriedenheit steigt auf, und in der Tiefe des Körpers nimmt der posttraumatische Stress seinen Lauf. Körperliche Anspannung und überschäumende Gefühle finden ihren Ausdruck in Form von Angst, Wut und einer langen Liste weiterer Symptome. Meine Beobachtung und Diagnose: Die genannten Störungen sind derart verbreitet, dass die ganze Gesellschaft, auch unsere deutsche, daran leidet (siehe dazu Seite 57f.). Die Folgen sind beim Einzelnen Unzufriedenheit, Wut, Neid und Hass. In der Gesellschaft folgen Spaltung, Radikalisierung und Feindschaft, denn wer sich benachteiligt fühlt, nimmt gern die Position des Opfers ein und schiebt die Schuld den anderen in die Schuhe. Es herrscht Ratlosigkeit darüber, woher all die Gewaltbereitschaft rührt, und regulierende Instanzen kommen an die Grenzen ihrer Belastbarkeit.

Wer unter uns mag oder vermag Eigenverantwortung übernehmen und damit einem heilenden Weg folgen? Immer mehr verbreiten sich daher komplementärmedizinische Angebote und Regulations- oder Regenerationsmöglichkeiten. Yogaangebote und moderne Traumatherapien entwickeln sich gefühlt proportional zu den ansteigenden Erkrankungszahlen.

Ich denke, wir streben bei der Heilung von Traumata vor allem die Wiedererlangung von drei grundlegenden Gemütszuständen an – nämlich subjektive Sicherheit, das profunde Gefühl, als ganze Person angenommen zu sein, und die Gewissheit, dass zumindest das Schlimmste überstanden ist. Diese beruhigenden Elemente bringen einen Ausgleich ins Nervensystem, der den Körper an seine Selbstheilungskräfte wieder anbindet. Je mehr Menschen dies gelingt, desto gesünder wird auch die Gesellschaft.

Mein eigener beruflicher Werdegang könnte so oder so ähnlich der persönliche Werdegang jedes Einzelnen von Ihnen sein. Zunächst, in meinem ersten Beruf als Physiotherapeutin, war ich ganz mit den körperlichen Symptomen der Menschen beschäftigt. Dafür war ich ausgebildet. Es ging darum, Schmerzen zu behandeln, Funktionsstörungen zu beseitigen, Menschen wieder in ihrer physischen Gehfähigkeit zu trainieren oder ihr Gleichgewicht zu verbessern. Tolle Aufgaben und Erfolge.

Doch schon nach wenigen Berufsjahren war ich unzufrieden damit, als ausübende Therapeutin ausschließlich auf Verordnung anderer hin arbeiten zu dürfen. Immer mehr habe ich gespürt, dass es mich weiter drängt, dass ich selbst Diagnosen stellen und therapieren wollte, und bin schlussendlich zur Osteopathie gekommen. Jetzt sollte es wirklich auf die tiefe Ursachensuche gehen, denn das ist das Wesen der Osteopathie.

Je mehr ich mich zusammen mit meinen Patienten auf diese Suche begab, desto häufiger stieß ich auf deren ungelöste seelische Konflikte. Die Erzählungen ähnelten sich in einem bestimmten Punkt sehr. Sie enthielten oft die gleiche zentrale Feststellung: Seit dem damaligen Ereignis habe ich Rückenschmerzen. Diese Verknüpfung schälte sich immer offensichtlicher heraus. So gut es ging, habe ich versucht, mit diesen Themen empathisch umzugehen, doch irgendwann kam der Moment der Überforderung, einfaches Zuhören reichte nicht mehr. Mir fehlte das richtige Handwerkszeug, um mit den ungelösten Konflikten und Traumata meiner Patienten besser umgehen zu können.

Ich habe dann an einigen Weiterbildungen für Traumatherapien teilgenommen. Am meisten haben mich das Konzept Somatic Experiencing® von Peter A. Levine sowie NARM® (Neuroaffektives Beziehungsmodell) von Laurence Heller in meiner Tätigkeit beeinflusst, doch auch das Praktizieren und Lehren von Yoga stellt eine sehr wichtige Säule dar.

Manche Patienten sagen zu mir in ihrer ersten osteopathischen Sitzung: »Ich glaube, ich habe ein Trauma.« Ich freue mich über das heute bereits weit fortgeschrittene Bewusstsein dafür in unserer Gesellschaft, und zugleich respektiere ich das Tempo jedes Einzelnen. Nicht jeder muss bereits erkannt haben, was möglicherweise hinter seinen körperlichen Symptomen steckt, und mitunter liegt den körperlichen Beschwerden gar kein Trauma zugrunde, sondern

SOMATIC EXPERIENCING®

Peter A. Levine, ein Biophysiker und Psychologe aus Kalifornien, gilt als führender Experte in Sachen körperbezogener Traumatherapie. Er entwickelte ab 1969 Somatic Experiencing®, seine Methode zur Regulation und Integration von Traumafolgestörungen. Nach seinem Ansatz ist eine Traumareaktion prinzipiell keine Krankheit oder Störung, sondern eine normale Reaktion des Körpers auf ein außergewöhnlich heftiges Ereignis. Jahrzehntelang erforschte Levine anhand von Tierbeobachtungen die Reaktionen auf verschiedenste Traumata. Heute arbeiten weltweit viele Traumatherapeuten nach seiner Methode. Seine zahlreichen Bücher geben Fachleuten und Klienten Zugang und Wissen über die Methode Somatic Experiencing® und damit über die Traumaphysiologie.
Eine SE®-Therapie findet in Einzelsitzungen statt und läuft folgendermaßen ab: Zunächst geht es um das Herstellen eines sicheren Raumes und einer Vertrauensbasis zwischen Behandler und Klient. Nach einer Phase der Orientierung und Stabilisierung nähert man sich in kleinen Schritten und ganz im Tempo des Klienten dem Traumainhalt. Ziel der Arbeit ist das »Neuverhandeln« unverarbeiteter traumatischer Ereignisse und damit das Ermöglichen einer Eigenermächtigung sowie das Wiederherstellen von Grenzen. Ebenso entstehen ein neues Sicherheitsgefühl und nicht zuletzt Kreativität und Lebenskraft. Als sehr erleichternd empfinden viele Klienten die Tatsache, dass in den Sitzungen nicht tief in das Ursprungsereignis hineingegraben wird, sondern immer nur so viel angesprochen wird, wie jeweils reguliert werden kann.

nur eine ungünstige Alltagshaltung. Solche Fragen in heilsamer Art und Weise gemeinsam mit unseren Klienten zu klären ist Aufgabe von uns Therapeuten. Im Zuge meiner Weiterbildungen kam ich schließlich auch mit der Polyvagal-Theorie in Kontakt. Weil für mich so viel Hoffnung in diesen Ansätzen steckt, möchte ich Sie in diesem Buch auf eine heilsame Reise in die Neurophysiologie und Neurobiologie mitnehmen.

Das System der Polyvagal-Theorie wurde begründet von Stephen W. Porges, einem Wissenschaftler aus Indiana, USA. Seine Theorie lässt sich am besten auf einem neugierigen Erkundungsgang verstehen. Deshalb ist dieses Buch ein Ratgeber für Anwender, ein Buch für Privatpersonen und gleichermaßen für Menschen, die beruflich in der Interaktion mit Menschen stehen, wie Therapeuten, Pädagogen, Polizisten, Ärzte, Pflegepersonal, Coaches, Einzelhandelskaufleute – einfach für alle, die in ihrem Alltag Menschen begegnen, zielorientiert mit ihnen arbeiten oder sich auch unfreiwillig mit ihnen auseinandersetzen müssen. Es ist ein Buch zum Ausprobieren und Erforschen.

Es ist auch ein Buch für ernsthafte Weltverbesserer. Nach der Lektüre werden Sie mit Sicherheit innerlich ein Stück gewachsen sein. Sie werden die autonomen Reaktionen in Ihrem Nervensystem kennengelernt haben und wissen, wo Sie diesbezüglich stehen. Sie werden spüren und verstehen, warum Sie das eine oder andere Mal vor Scham im Boden versinken, vielleicht manchmal von Unsicherheit beherrscht sind oder kämpfen wie ein heldenhafter Krieger. Sie werden sich und Ihre Mitmenschen mit all ihren Reaktionen und Verhaltensweisen viel besser annehmen können. Vielleicht werden Sie aber auch in all dem bestärkt sein, was sich so richtig wohlig in Ihrem Leben anfühlt. Doch auch in diesem Fall gibt es immer wieder Neues zu lernen. Es geht um inneres Wachstum, mehr Vertrauen und mehr Regulationsfähigkeit im Alltag und damit übergeordnet um unser aller körperliche Gesundheit, aber auch die Gesundheit unserer ganzen Gesellschaft. Je mehr Menschen sich mit dieser Art von Regulation auseinandersetzen, desto angenehmer kann unser gesellschaftliches Zusammenleben werden.

Zudem werden Sie sich selbst in Ihrem Körper besser wahrnehmen und sicherlich mehr Mitgefühl für sich selbst entwickeln können. Sie werden Ihr Verhalten und das der anderen besser einordnen und leichter damit umgehen können. Sie werden lernen, viele Dinge nicht mehr so persönlich zu nehmen und damit in manchen Situationen der deeskalierende Part zu sein – einfach aufgrund der Tatsache, dass Sie verstehen, was im jeweiligen Moment neurophysiologisch gerade geschieht. Vielleicht lösen sich erlebte Ambivalenzen auf, weil Sie nun um das autonome innere Funktionieren der Menschen wissen.

Ich möchte Ihnen Lust machen, einzusteigen in diese Theorie, die mich seit Jahren in der Praxis begleitet und die es mir möglich gemacht hat, zunächst mich selbst, dann aber auch meine Klienten mit ihren Sorgen und Nöten mehr als nur durch das gesprochene Wort zu begreifen. Oft behaupten Menschen, es sei alles okay mit ihnen, obwohl ihr Körper ganz andere Signale sendet. Mithilfe der Polyvagal-Theorie gelingt es mir auf neurophysiologischem Weg, zu verstehen, warum bestimmte Symptome und Verhaltensweisen einerseits überhaupt existieren und andererseits einfach nicht verschwinden wollen, sosehr sich Patient und Therapeut auch bemühen. Doch nicht nur das: Mithilfe dieses Modells – ich traue mich kaum, das zu schreiben – eröffnen sich aufgrund der gut nachvollziehbaren Physiologie fast schon banal anmutende Wege in unserem zwischenmenschlichen Miteinander. Die Inhalte der Polyvagal-Theorie wären gut als Schulfach zu etablieren. Wenn ich in der Praxis mit meinen Klienten über dieses Modell spreche, höre ich oft den Satz: »Das klingt eigentlich total einfach.« Aus meiner Sicht ist es das in der Tat, doch es setzt vor allem zwei Sachen voraus, nämlich neugieriges Wahrnehmen und die Lust, sich mit sich selbst und den anderen auseinanderzusetzen – mit einem Ziel, das wir alle haben sollten: mehr Frieden und Zugewandtheit untereinander. Bewusstsein ist der erste Schritt zur Veränderung.

Packen wir es also an, oder?

Ihre Sandra Hintringer

TEIL 1

Die Polyvagal-Theorie: Stressreaktionen und Traumafolgen verstehen und regulieren

1.1

Was ist die Polyvagal-Theorie?

Die *Polyvagal-Theorie* ist ein Erklärungsmodell, das Aufbau, Eigenschaften und Funktionsweise des *autonomen Nervensystems* schlüssig beschreibt. Seit Beginn unseres Daseins als Menschen sind wir unentwegt auf der Suche nach einer sicheren Lebensumgebung und verlässlichen Bindungen. Das autonome, also unwillkürliche Nervensystem ist dabei der wichtigste mitwirkende Teil unseres Körpers. Wie das Wort »autonom« besagt, agiert es ohne unseren Willen, ohne unser aktives Eingreifen oder unsere bewusste Kontrolle und größtenteils unbemerkt. Pausenlos, also Tag und Nacht und unabhängig von unserer Aktivität, ist das autonome Nervensystem für die Aufrechterhaltung unserer Sicherheit tätig.

Um diesen Auftrag zu erfüllen, kann das Nervensystem auf drei mögliche autonome Reaktionsmuster zurückgreifen. Diese stehen in einer Hierarchie und bilden in ihren Funktionen die Entwicklungsgeschichte des Gehirns ab. So gibt es zunächst ein sehr altes System, das man *dorsalen Vagus* nennt. Dieses ist als Energiesparsystem angelegt, äußert sich durch das Muster Schockstarre oder Totstellen und unterstützt das Überleben in den extremsten Situationen. Bei jedem Neugeborenen ist dieser Anteil bereits voll ausgebildet und funktionsfähig. Das in der Hierarchie folgende System ist der entwicklungsgeschichtlich etwas jüngere *Sympathikus*. Dieser kann Kräfte zum Durchstehen von Notlagen mobilisieren und löst unser Kampf- oder Fluchtverhalten aus. Der entwicklungsgeschichtlich jüngste und damit dritte Teil in dieser Hierarchie ist der *ventrale Vagus*. Er steht hinter unserer Fähigkeit, in Kontakt zu treten, Probleme mittels Kommunikation zu lösen und in Verbundenheit zu leben oder aber uns bewusst für einen Rückzug zu entscheiden. In Abhängigkeit von der Reifung des kindlichen Nervensystems übernimmt vorläufig die Mutter diesen regulierenden Part, bis das Kind gelernt hat, sich selbst zu regulieren.

Das autonome Funktionieren unseres Körpers mittels der drei beschriebenen Anteile zu kennen ist besonders wertvoll für das Verstehen der allgemeinen Stressreaktionen und des menschlichen Verhaltens, aber auch hilfreich für die Heilung von Traumata und aus ihnen resultierenden Störungen. Diese Zusammenhänge und das Wissen darum sind auch für das grundlegende kommunikative Miteinander und damit für ein reguliertes gesellschaftliches Leben essenziell und daher nicht allein für Trauma-Betroffene von Interesse. Dass sich die Theorie fortschreitend weltweit durchsetzt, ist sicherlich kein Zufall, sondern vielmehr ihrem richtigen Ansatz zu verdanken und dem Erfolg der darauf fußenden Methode als wirksames Mittel zur Kommunikation und zur Traumaheilung.

Doch die Methode hilft nicht nur im Rahmen der klar umrissenen sogenannten Traumafolgestörungen, sondern auch gegen diverse Erkrankungen, die man ohne Weiteres gar nicht auf ein traumatisches Ereignis zurückführen würde, etwa die schon erwähnten häufigen und vielfältigen Schmerzleiden, unter anderem Kopf-, Rücken oder Gelenkschmerzen. In diesem Zusammenhang zu nennen sind auch internistische und orthopädische Krankheiten wie Bluthochdruck, Magen-Darm-Störungen, Entzündungen oder Arthrosen. Auch die Behandlung von komplexen und oft lebensverändernden Syndromen, also Zuständen, in denen verschiedenste Symptome kombiniert auftreten, profitiert sicherlich von diesem Ansatz. Dazu zählen das chronische Müdigkeitssyndrom, Migräne, Fibromyalgie, Allergien oder auch das Burn-out-Syndrom, um nur einige wenige zu nennen.

Doch betrachten wir zunächst den Ursprung der Polyvagal-Theorie. Erstmalig wurde die Theorie 1994 von ihrem Begründer, dem amerikanischen Wissenschaftler und Professor für Psychiatrie Stephen W. Porges, erwähnt. Porges war selbst überrascht, mit welch durchschlagendem Erfolg er Kliniker besonders aus der Traumaheilkunde mit seinem Ansatz überzeugen konnte. Endlich war schlüssig erklärbar, welche adaptiven körperlichen Reaktionen nach einer

Traumatisierung auftreten. Damit wurde zugleich die stete Suche nach Sicherheit und Überleben als begründetes Lebensziel aller Lebewesen deutlich. Später werde ich genauer auf die einzelnen und vielfältigen Funktionen der drei autonomen Zustände eingehen und auch darauf, wie wir uns die Polyvagal-Theorie zunutze machen können, um regulatorisch Einfluss zu nehmen.

Ursprünglich, also bevor Porges seine Theorie erarbeitete, war man davon ausgegangen, dass unser autonomes Nervensystem aus dem Antreiber Sympathikus und seinem beruhigenden Gegenspieler besteht, dem Parasympathikus. Ein Großteil des parasympathischen Systems wiederum besteht aus dem Vagusnerv. Hier beginnt die eigentliche Geschichte der Polyvagal-Theorie, denn Stephen W. Porges fand heraus, dass es nicht nur den einen Vagusnerv, sondern vielmehr das autonome Reaktionssystem eines ventralen, also vorderen, und das System eines dorsalen, also hinteren Vagusastes gibt. Obwohl beide als parasympathische, also beruhigende, Systeme gelten, könnten ihre Funktionen unterschiedlicher nicht sein. Der vordere Vagusast hält uns in gesunder, verbundener Lebensenergie, während der hintere Schockzustände und Ohnmachten auslöst und damit vermeintlich oder wirklich lebensbedrohliche Zustände verarbeitet. Abspaltung und Rückzug sind charakteristisch für das Reaktionsmuster des hinteren Vagus.

Hier wird der Begriff *polyvagal* plausibel, denn er setzt sich zusammen aus dem griechischen *poly* (»viele«, also mehr als einer) und dem lateinischen *vagal* (»umherschweifend«, von dem Verb *vagari* abgeleitet). Im Zusammenhang mit dem *Nervus vagus* bedeutet er also »der umherschweifende Nerv«.

Doch wie kam Stephen W. Porges auf diesen Zusammenhang? Eigentlich interessierte er sich als Wissenschaftler bis dahin nicht direkt für klinische Prozesse, also die Untersuchung und Behandlung von Patienten mit spezifischen Symptomen. Ursprünglich widmete er sich der Forschung rund um die Geburtshilfe. Er ging davon aus, dass starke Aktivierung im System des Vagusnervs gleichbedeutend mit guter Gesundheit sei. Doch dann kam ein entscheidender Hinweis: Es meldete sich ein Kinderarzt, der beobachtet hatte, dass starke Aktivität im Vagus-System mit einem Absinken der Herzfrequenz einhergeht, die wiederum für die Sterblichkeit vor allem von Frühgeborenen verantwortlich gemacht wird. Dieses Phänomen wurde als Vagus-Paradox beschrieben und veranlasste Porges, intensiver zu forschen. Letztendlich stieß er dabei auf die zwei unterschiedlichen Vagus-Systeme. Später beobachtete und belegte er in Studien, dass es einen Zusammenhang zwischen psychischen Störungen und einer Schwächung des ventralen Vagus-Systems gibt. Er machte dies an einigen regelmäßig vorkommenden Symptomen fest. Dazu gehören zum Beispiel eine Überempfindlichkeit des Gehörs oder die Unfähigkeit, Blickkontakt herzustellen oder zu halten.

Doch was von alledem lässt sich nun in unserem Alltag gesundheitsfördernd nutzen? Ich fasse zusammen: Die Polyvagal-Theorie unterscheidet drei autonome physiologische Modi oder Zustände, die ventraler Vagus, Sympathikus und dorsaler Vagus hervorrufen. Diese als *Anpassungsmechanismen* bezeichneten Körperzustände rufen verschiedene körperliche Fähigkeiten ab und bewirken jeweils typische Verhaltensmuster. Ebenso wird jeder dieser Mechanismen durch unterschiedliche anatomische Zusammenhänge repräsentiert. Die Theorie beschreibt auch, dass die drei Reaktionsmuster hierarchisch funktionieren. Schnelle Wechsel zwischen den drei autonomen Zuständen gehören zur normalen Physis des Menschen und aller anderen Wirbeltiere. Ein Steckenbleiben in einem dieser Muster stellt jedoch die Abweichung von der Norm und damit einen Nährboden für Krankheiten dar.

Das übergeordnete Ziel ist immer das Überleben und Wiedererlangen sowie Erhalten von Sicherheit. Das Erkennen des jeweiligen Zustands und der anatomische Zusammenhang führen uns zu einer Reihe von schlüssigen, für den jeweiligen Zustand konzipierten Übungen in Teil 3 (ab Seite 124), mit denen Sie Ihren Körper beim Wechsel zum jeweils günstigeren oder höher entwickelten autonomen Zustand unterstützen können. Doch bevor wir so weit sind, lohnt es sich, einen Blick auf die Funktionsweise der autonomen Hierarchie zu werfen.

DIE HIERARCHIE

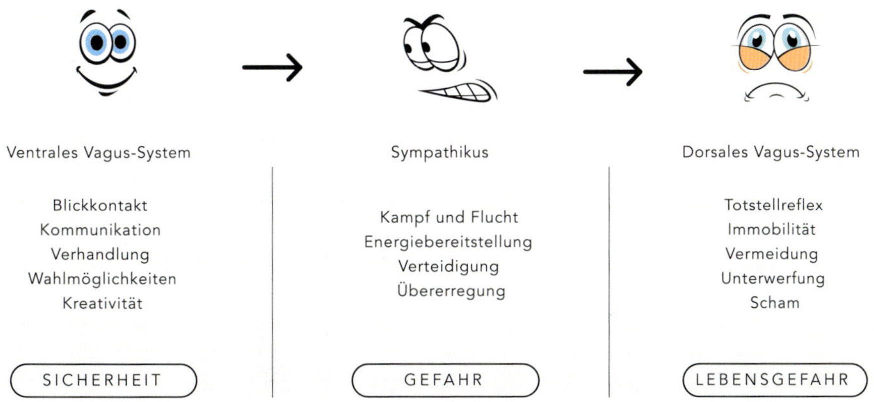

Unser autonomes Nervensystem reagiert in rasender Geschwindigkeit auf alles, was unsere Umgebung ausmacht. Jeder kleinste Reiz wird unterbewusst registriert, mit Bekanntem abgeglichen und kategorisiert. So reagieren wir auf Angenehmes, auf Unangenehmes und auf Gefahren mit den beschriebenen drei autonomen Mustern. Das autonome Nervensystem hält zudem die grundlegenden Organfunktionen selbstständig und damit für Sie in der Regel unbewusst aufrecht. Hierzu zählen zum Beispiel die Verdauung und die Frequenz des Herzschlags. Sie stimmen mir mit Sicherheit darin zu, dass es sehr schwer ist, in einem Moment großer Verliebtheit oder allgemein bei großer Aufregung den Puls ruhig zu halten. Das autonome Nervensystem baut in seinen Entscheidungen auf allen bereits vorhandenen Erfahrungen auf und arbeitet immer für Sie und Ihr Überleben.

Solange unser Hirnstamm die eintreffenden Reize als sicher klassifiziert, verweilen wir im Programm des ventralen Vagus. Sobald sich jedoch unser Körper in einer Bedrohungslage wähnt, erfolgt ein Wechsel in den Sympathikus, und wir entscheiden uns unterbewusst entweder zum Kämpfen oder, falls das nicht möglich ist, für die Flucht vor der Gefahr. Deutet unser Gehirn die Informationslage als lebensgefährlich, übernimmt der dorsale Vagus die Regie und lässt uns in einem Zustand von Betäubung, Ohnmacht und Starre ausharren. Verlassen wir diesen Zustand des Totstellens, erfolgt auch dies in der hierarchischen Reihenfolge vom dorsalen Vagus über den Sympathikus hin zum ventralen Vagus-System. Das erklärt, warum Menschen, die sich sehr lange in einer Abspaltung oder Starre befunden haben, plötzlich sehr kämpferische Züge zeigen oder zur Verwunderung ihres Umfeldes Hals über Kopf die Flucht ergreifen. Denn sobald das Nervensystem aus der Starre wieder ein wenig in Bewegung kommt, eröffnen sich Möglichkeiten, die vorher nicht greifbar waren. Nach einer weiteren Phase der Regulation geht es dann im Idealfall vom Kampf- oder Fluchtsystem zurück ins Muster des ventralen Vagus. Ab hier verläuft das Leben wieder in geordneten Bahnen. Was das genau bedeutet, schauen wir uns nun bei den einzeln beschriebenen Reaktionsmustern genauer an.

1.2

Der ventrale Vagus: Das System der sozialen Verbundenheit

Dieses entwicklungsgeschichtlich jüngste der drei autonomen Reaktionssysteme zu verstehen und zu fördern, wird am meisten zu Ihrer und auch zur Gesundheit anderer beitragen. Wenn Sie dieses System aktiv durch regulatives Üben fördern, werden sich Ihre autonomen Körperabläufe verbessern. Das wird Ihr Lebensspektrum erweitern und Ihr Leben und auch das anderer bereichern. Diese Regulation können Sie in Eigenregie durch bestimmte Körper- und Atemübungen erzielen. In Teil 3 dieses Buchs (ab Seite 124) werde ich Ihnen einige davon vorstellen. Die Regulation unterstützen aber auch Alltagsaktivitäten wie zum Beispiel ein Spaziergang in der Natur oder ein Mittagsschlaf. Ganz gemäß unserer sozial angelegten Natur wirkt natürlich auch Co-Regulation durch einen Therapeuten oder Angehörige, Freunde und Bekannte.

Wenn das ventrale Vagus-System aktiv ist, fühlen wir uns gesund, rundum wohl und vor allem sicher. Wir können uns gut orientieren – zeitlich, örtlich, sozial und im Leben allgemein. Wir wissen, wo unser Platz ist, und können diesen gut einnehmen. Wir sind kreativ und haben ausreichend Kraft und Motivation, unseren Alltag abwechslungsreich zu gestalten. Wir können Sport treiben, wandern, im Chor singen oder einfach auf dem Fahrrad vor uns hin summen. Wir können unseren Hobbys lustvoll nachgehen. Neugierde ist Anlass für unser Handeln, Angst maximal ein gesunder Schutzmechanismus. Gesunder, ausreichender Schlaf fördert die Regeneration und stimmt uns friedlich. Wir kommunizieren aus dem Herzen heraus und nicht etwa nur aus Notwendigkeit oder Verpflichtung. Wir kommunizieren variationsreich und sind im Kontakt mit anderen empathisch und wohlwollend zugeneigt. Wir sind in der Lage, anderen zu vertrauen, und gehen ganz selbstverständlich zwischenmenschliche Beziehungen und Bindungen ein. In diesem Zustand können wir das tiefe Gefühl von echter, nicht aufgesetzter, bedingungsloser Liebe empfinden; Liebe zur Natur, zu Mitmenschen, zum Leben, zur Schöpfung. In diesem Zustand fühlen wir uns verbunden mit uns selbst und mit der Gemeinschaft. Wir lassen uns gern und feinfühlig auf andere Menschen ein. Wir spüren, wie nahe wir ihnen kommen dürfen und wann es besser ist, jemanden auch mal in Ruhe zu lassen. In dieser Hinsicht können wir uns ehrlich und achtsam zurücknehmen, ohne Ansprüche auf die Aufmerksamkeit anderer zu stellen. Wir respektieren damit unsere Grenzen und die der Mitmenschen. Wir signalisieren verbal und nonverbal Klarheit, Güte und Standfestigkeit. Unsere Selbstheilungskräfte sind aktiv, wir haben Lust auf eine gesunde Lebensweise. Die Motivation dazu stellt sich automatisch ein und beinhaltet keinerlei inneren Druck, angestrengt berühmten Vorbildern nachzueifern. Wir haben Lust, unsere Identität zu leben, und zweifeln keinen Moment lang daran. Und natürlich eröffnen sich eine Menge Ideen, wie wir unser Leben sinnvoll gestalten können. Wir sind in der Lage, eine Wahl zu treffen. In komplizierten Angelegenheiten macht es uns dieses System möglich, freundlich und aufrichtig zu verhandeln und uns weder feindlich noch kämpferisch zu verhalten. Wir stehen aufrichtig für unsere Rechte und Bedürfnisse ein. Ein Leben in gesunder Präsenz macht Kämpfe überflüssig und Diskussionen zum Spiel. Siegen und Gewinnen sind sekundär.

Dieser vom ventralen Vagus-System dominierte Zustand souveräner Gelassenheit ist genau jener, um den wir Filmfiguren oder Superhelden beneiden. Alles läuft, das Leben ist positiv, und wenn mal ein Problem auftaucht, wird es mit Leichtigkeit gelöst. Aber ja, uns ist auch in diesem Zustand bewusst, dass das Leben nicht ausschließlich rosarot und linear verläuft. Mit einer gesunden Perspektive nehmen wir Höhen und Tiefen realistisch wahr, statt sie zu negieren oder abzuspalten. Dazu gehören übergeordnet die Fähigkeit und das Vertrauen, die ganze bunte Gefühlspalette auf und ab durchleben zu können, um schlussendlich immer wieder im Zustand von persönlicher Sicherheit, Ruhe, Zufriedenheit und Vitalität anzukommen. In einer hektischen Welt wie der unseren möchte der ventrale Vagus immer mal wieder an seine Existenz erinnert werden. Vielleicht veranlasst uns unser Bedürfnis nach entspannter Kommunikation und ventrovagaler Gelassenheit zum rituellen Rotwein mit Freunden, zum Feierabendbierchen oder zum Rauchen entspannender Substanzen. Oder wir regulieren uns beim Yoga oder in der Meditation.

Mit der erstrebenswerten, weil subjektiv angenehmen Regulation können wir es jedoch übertreiben und aus der Bahn geraten, etwa indem wir zu Hilfsmitteln greifen. Oft steigt dann der Suchtmittelkonsum oder es kommt zum Einsatz von Psychopharmaka, Beruhigungsmitteln, Angstlösern oder Schlafmitteln. Damit es nicht so weit kommt, ist es sehr nützlich, möglichst frühzeitig und auch ohne Leidensdruck an der Selbstregulation zu arbeiten. Das beste Mittel dafür haben wir stets parat: unseren Atem.

BEWUSST ENTSPANNT ATMEN

Nehmen Sie sich einen Augenblick Zeit für sich selbst - jetzt und wann immer Sie das Bedürfnis haben, sich ein wenig zu entspannen und in die Gegenwart zu kommen. Atmen Sie einmal locker und genussvoll ein und dann langsam, lang und tief aus. Lassen Sie dabei den Atem leise horbar zwischen den leicht geöffneten Lippen ausströmen - gerade so, als wollten Sie die Flamme einer Kerze sanft flackern lassen. Entdecken Sie die Leichtigkeit und auch die Länge in solch einem Atemzug. Wiederholen Sie die Übung einige Male und spüren Sie, was sie in Ihnen verändert.

Ein Fallbeispiel zum ventralen Vagus

An wen in Ihrem vertrauten Umfeld erinnert Sie die nun folgende Charakterisierung einer Kassiererin in meinem Lieblingssupermarkt? Wann immer ich an der Kasse stehe, begrüßt sie die Leute freundlich. Sie schaut dabei immer vom Kassenband hoch und die Menschen wohlwollend an. Währenddessen scheint ihr die Arbeit mühelos von der Hand zu gehen. Oft hat sie einen kleinen Scherz auf den Lippen. Manchmal fragt sie mich, was ich wohl aus diesem oder jenem Gemüse kochen möchte. Bei den Älteren kramt sie vertrauenswürdig nach den kleinen Münzen im Portemonnaie. Zu ihren Kollegen ist sie immer freundlich. Lehrlinge sitzen gern bei ihr an der Kasse, denn auch wenn der Andrang und damit der Stress noch so groß ist, bleibt sie immer sehr empathisch. Geduldig steht sie hinter ihnen und organisiert respektvoll das Geschehen um die Lernenden. Gegen die Zugluft, die von draußen hereinströmt, trägt sie einen dicken Pullover. Die Frau scheint keinen Kummer zu kennen und immer eine Lösung parat zu haben. Sie ist wie ein Sonnenschein, ohne dass sie Anspruch auf diese Bezeichnung erheben würde. Wann immer ich bei ihr an der Kasse stehe, habe ich das Gefühl, ich werde nicht allein durch meine Einkäufe repräsentiert. Es gibt mich, und es gibt meinen Einkauf. Ich fühle mich von ihr als Mensch gesehen, und deshalb macht mir das Einkaufen wirklich Spaß. Und bin ich auch noch so müde, lasse ich mich immer gern von ihrer angenehmen Stimmung anstecken. Ohne dass ich es mir vorgenommen hätte, tauchen in meinem Kopf eine Menge Dinge auf, die ich ihr wünschen würde. Das autonome System der Kassiererin hat eindeutig mein autonomes System mit gütiger Gelassenheit angesteckt, also mit den Qualitäten ihres ventralen Vagus.

Ich bin mir ziemlich sicher, dass auch Sie eine Person kennen, auf die meine Beschreibung zutrifft und in deren Gesellschaft Sie sich wie von Zauberhand zu einem zugewandten Menschen verwandeln – ganz nach dem Prinzip »Das eine Nervensystem steckt das nächste mit dem Virus der Freundlichkeit an.«

KURZER WAHRNEHMUNGSIMPULS

Vielleicht möchten Sie in diesem Moment das Buch kurz ablegen und an die Person denken, die Ihnen gerade eingefallen ist. Erspüren Sie, wie es Ihnen dabei geht und welches erste Gefühl, welche Körperreaktion oder welcher Impuls dabei in Ihnen auftaucht. Wahrscheinlich entsteht ein entspannendes Gefühl. Lassen Sie es einen Moment lang durch Ihren Körper ziehen und spüren Sie damit, wie Sie sich ohne Vorkenntnisse - oder ohne das ganze Buch gelesen zu haben - ganz schnell selbst in Richtung Entspannung regulieren und damit Ihr ventrales Vagus-System aktivieren können - allein durch Ihre Vorstellungskraft. Dies ist nur eine von vielen Möglichkeiten.
Da dieses Buch als Trainingslektüre dienen soll, machen Sie sich für einen Moment auch die gegenteilige Wirkung bewusst: Denken Sie an etwas Unbedeutendes, was Sie in den letzten Tagen dennoch aufgeregt hat. Spüren Sie direkt, wie sich etwas in Ihrem Körper verändert. Vielleicht taucht jetzt irgendwo Anspannung auf oder ein bestimmter Gedanke. Belassen Sie es nur bei dieser kurzen Spürerfahrung und switchen Sie zurück zu der wohlwollenden Person, die Ihnen in Erinnerung ist. Spüren Sie nun, wie Ihr Körper wieder eine kleine angenehme Veränderung vollzieht. Nun haben Sie einen ganz kleinen Eindruck davon, wie Ihr autonomes Nervensystem arbeitet.

Das autonome Nervensystem arbeitet nicht im luftleeren Raum. Seine Leistungen sind an intakte, störungsfrei verlaufende anatomische Strukturen gebunden. Einwandfrei funktionierende körperliche Systeme gewährleisten optimale neuronale und biochemische Prozesse.

Das ventrale Vagus-System – auch System der sozialen Verbundenheit oder soziales Engagementsystem genannt – ist ein komplexes Gebilde aus mehreren Strukturen, die anatomisch und funktionell verbunden sind. Dazu gehören die motorische Großhirnrinde, der Hirnstamm und die dort entspringenden Hirnnerven sowie ihre »Zielorgane«, auf die ich später genauer eingehe. In den römischen Ziffern gemäß der traditionellen anatomischen Nomenklatur ausgedrückt, gehören dazu die Hirnnerven V, VII, IX, X und XI, wobei jede Nummer für ein Hirnnervenpaar steht, also den rechts und den links verlaufenden Zweig.

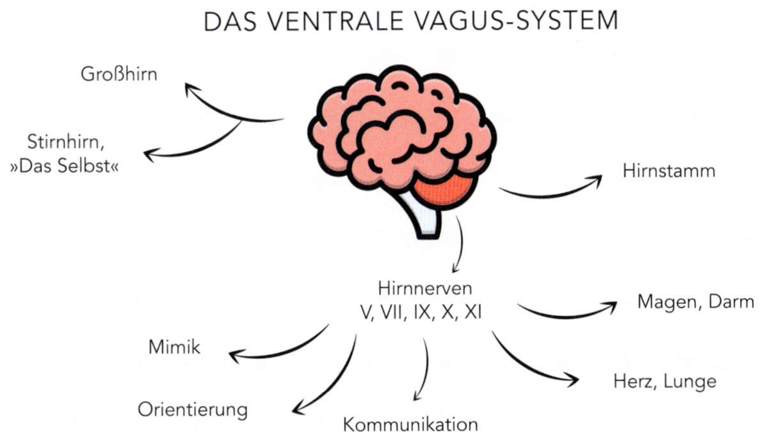

Der Vagusnerv und osteopathische Prinzipien

Weil er einen Platz auf dem Titel, den größten Wirkbereich und damit einen recht starken Einfluss hat, beginne ich mit dem Vagusnerv. Es ist derjenige Nerv unseres Körpers, der uns Ruhe und damit Regeneration und Heilung bringt. Er bildet das zehnte unserer zwölf Hirnnervenpaare. Zunächst geht es um die Struktur und den Verlauf des Vagusnervs. Denn sobald eine Struktur unseres Körpers in Bedrängnis, also in Enge, gerät oder nicht genügend durchblutet wird, ist sie in ihrer Funktion beeinträchtigt. Ein einfacher Vergleich: Wenn in Ihrem Garten jemand auf dem Schlauch steht, kommt am Ende kein Wasser heraus, und der Garten wird irgendwann vertrocknen. Auf den Vagusnerv bezogen bedeutet das: Wenn Sie irgendwo in seinem Verlauf eine Verspannung, Narbe oder Blockade haben, könnte er in seiner Funktion beeinträchtigt sein.

In der Osteopathie hat man, nicht allein für den Vagusnerv, sondern als grundsätzliche Annahme, einige Prinzipien kreiert. Diese besagen, dass Körper und Psyche des Menschen eine Einheit bilden und dass in dieser genug Potenzial vorhanden ist, um Selbstheilung und Aufrechterhaltung zu ermöglichen. Weiterhin ist der Zusammenhang und damit die Wechselwirkung zwischen Struktur und Funktion beschrieben. Eine gesunde Struktur wird gesunde Körperfunktionen gewährleisten. Gestörte Körperfunktionen wiederum können Strukturschäden verursachen. Hierbei nimmt die Durchblutung eine Schlüsselrolle ein, also das Herz-Kreislauf-System. Man könnte es mit dem Rohrleitungsnetz einer Stadt vergleichen, denn Ver- und Entsorgung müssen gesichert sein; sonst können Krankheiten entstehen. Einen Zusammenhang, der dies verdeutlicht, spüren viele von Ihnen manchmal beim Aufwachen. Wenn Sie längere Zeit ungünstig auf Ihrem Arm gelegen haben, ist er möglicherweise eingeschlafen und taub. Harmlose Ursache mit unangenehmer Folge, die sich durch Bewegen des Armes recht schnell beseitigen lässt. Diese osteopathischen Prinzipien gelten für den ganzen Körper sowie grundsätzlich für alle biologischen Systeme.

Kehren wir zum Vagusnerv zurück. Sein Name bedeutet, wie bereits erwähnt, dass er wandert oder umherschweift. Ein Nerv, der durch den Körper wandert – das klingt spannend. Das macht er natürlich nicht willkürlich, heute hier und morgen dort. Sondern damit ist gemeint, dass sich der Nervenstrang weit verzweigt und viele verschiedene Organe anbindet. Er bahnt sich seinen Weg vom Schädel seitlich entlang am vorderen Hals bis in den Bauchraum. Auf diesem Weg gibt es einige Stellen, an denen er in strukturelle Enge geraten kann. Das Wissen um seinen Verlauf können wir uns zunutze machen, um ihn zu entlasten, die Gewebespannung rund um ihn herum zu regulieren, um seine Funktion zu verbessern und damit das System der sozialen Verbundenheit zu stärken.

Die ersten seiner Nervenzellen entspringen im Hirnstamm – etwa dort, wo der Schädel auf der Halswirbelsäule sitzt und das Rückenmark im sogenannten verlängerten Mark durch das Hinterhauptloch des Schädels ins Gehirn übergeht. Der Hirnstamm ist der entwicklungsgeschichtlich älteste Teil des Gehirns und daher für die überlebensnotwendigsten Aufgaben zuständig. Ist es wirklich ein Zufall, dass wir bei bester Entspannung auf der Strandliege oder auf der Couch die Hände verschränken und sie unter den Hinterkopf legen, dabei die Augen schließen oder den Blick in die Weite richten? Es wirkt, als wollten wir uns unterbewusst auf unsere tiefsten Instinkte berufen. Es ist nämlich jener Teil unseres Kopfes, der in dieser Haltung auf Ihren Daumen liegt, der genau das dafür zuständige Hirnareal beherbergt, den Hirnstamm. Genau hier hat der Vagusnerv seinen Ursprung. Es wirkt, als würden unsere Hände diese Region beschützen, beruhigen oder eben zur Arbeit animieren wollen. Es scheint, als wollten wir instinktiv regulierend durch unsere Hände Kontakt zu dieser Hirnregion aufnehmen. Im Übungsteil dürften Sie sich bei der allerersten Übung an diesen Zusammenhang erinnern.

Der Hirnstamm wiederum besteht aus mehreren Teilen, die man Hirnnervenkerne nennt. Aus einem dieser Kerne, dem *Nucleus ambiguus,* entspringen die ersten Nervenzellen des Vagusnervs.

Er verlässt mit seinem Kopfteil den Schädel seitlich hinter dem Ohr. Instinktiv haben Sie sich bestimmt an dieser Stelle schon mal die Haut massiert, etwa wenn Sie Kopfschmerzen hatten. Auch diese Stelle wird uns im Übungsteil begegnen, denn dort befindet sich eine recht große und wichtige Öffnung, das Drosselloch. Es ist als Durchtrittsstelle zwischen zwei Schädelknochen ausgebildet. Schon eine Veränderung der Größe dieser Durchtrittsstelle oder der Spannung des umgebenden Gewebes kann sich auf alle hier hindurchlaufenden Strukturen auswirken, also auch auf den Vagusnerv. Vielleicht fragen Sie sich jetzt, wie sich ein stabiles Loch zwischen zwei Knochen verändern kann. Das kann zum Beispiel durch einen Sturz auf den Kopf oder auch durch Operationen und damit verbundene Narben in der näheren Umgebung geschehen. Der an sich hart und solide erscheinende Schädel ist in seiner Einbettung ins Gewebe genauso dynamisch und veränderbar wie der Rest des Körpers.

Doch zurück zum Vagusnerv. Neben dem eben erwähnten Kopf unterscheidet man noch drei weitere Teile: den Hals-, den Brust- und den Bauchteil. Diese bezeichnen alle Regionen, in die er hineinwirkt.

Kopfteil: Er versorgt einen Teil der harten Hirnhaut der hinteren Schädelgrube. Hirnhäute ganz allgemein sind die schützende Hülle des Gehirns und Rückenmarks und damit des zentralen Nervensystems. Infektionskrankheiten wie zum Beispiel eine Hirnhautentzündung können kleinste Struktur- und damit Spannungsveränderungen an der Hirnhaut hinterlassen. Ebenso kann ein Sturz auf den Kopf Veränderungen am Spannungszustand der Gewebe hinterlassen. Diese feinsten Spannungsänderungen könnte der Vagus aufnehmen und als Schmerz oder Berührungsreiz weiterleiten. Dieser kleine Ast wird oft vernachlässigt. Dennoch ist er insofern sehr spannend, da die Hirnhaut der hinteren Schädelgrube in die Rückenmarkshäute übergeht. Dieser winzige Ast erschließt also einen kleinen Teil der Hülle, die das komplette zentrale Nervensystem umgibt. Weil alles mit allem verbunden ist, berührt und beeinflusst jede Irritation dieser Hülle einen winzigen Teil des Vagus. Ebenfalls überträgt ein weiterer kleiner Ast Schmerz- und Berührungsimpulse von einem Teil des äußeren Gehörgangs. Ist das der Grund, warum manche Menschen Berührungen am Ohr so entspannend finden?

Halsteil: Vom Kopfteil geht der Vagusnerv direkt in seinen Halsteil über. Er verläuft zusammen mit einer großen Arterie den Hals hinab. Allein dieses Bündnis zeigt die Wertigkeit dieser Struktur in unserem Körper. Gut beschützt in der Tiefe des Halses verlaufend, verzweigt er sich hier erneut. Zusammen mit einem anderen Hirnnerv bildet er ein Geflecht zur Versorgung der Muskulatur und der Schleimhaut des Kehlkopfs. Die durch den Vagus versorgte Kehlkopfmuskulatur ist entscheidend an der Stellung der Stimmbänder beteiligt. Die Stimmbänder erzeugen die Töne, bilden also unsere Stimme. Irritationen am Vagusnerv können daher Einfluss auf die Stimme und damit einen Teil unserer Kommunikationsfähigkeit haben. Eine dieser Irritationen kennen manche von Ihnen als gefürchtete Komplikation nach Schilddrüsenoperationen. Da der Vagus sehr nah an der Schilddrüse entlangläuft, wird er leider manchmal bei Operationen an diesem Organ verletzt. Die Betroffenen leiden dann unter Heiserkeit. Aber auch eine andere Unausgewogenheit im bisher beschriebenen Verlauf des Vagus kann die Stimme heiser oder schrill klingen lassen. Therapeutisch machen sich viele instinktiv den Vagus über das Singen und Tönen zunutze. Es ist nahezu unmöglich, beides gleichzeitig stattfinden zu lassen: Angst und Singen. Wenn Ihnen eine angstbesetzte Situation bevorsteht, probieren Sie es aus: Versuchen Sie zu summen oder zu singen. Wir kommen im Übungsteil darauf zurück (siehe Seite 142 f.).

Weitere wichtige Äste zweigen im Halsteil ab. Einige Stränge ziehen zu einem Teil des Herzens und sorgen für die Verlangsamung der Pulsfrequenz und der Erregungsleitung. An Ihrem Puls spüren Sie, dass der Körper einen autonomen Anteil hat, nämlich dann, wenn Ihnen etwa in einer Prüfung das Herz buchstäblich »bis zum Hals« schlägt. Dann scheint dieser Teil des Vagus völlig unter dem Scheffel des kämpferischen Sympathikus zu stehen.

Brustteil: Folgen wir dem Vagus nun weiter zu seinem Brustteil. Grob gesagt beginnt er in Höhe der Schlüsselbeine, der beiden quer verlaufenden, gut tast- und zumeist sichtbaren Knochen zwischen vorderem Hals und Brustkorb. Von hier aus denken Sie sich einfach hinter das Brustbein, ins Innere Ihres Brustkorbs und stellen sich dort die Bronchien, die Lungenflügel und die Speiseröhre vor. Die zu Bronchien und Lunge verlaufenden Vagusäste sorgen für gesteigerte Schleimbildung, was vor allem nach dem Schlafen durch starken morgendlichen Auswurf deutlich wird. Auch der lebenswichtige Hustenreflex wird vom Vagus gesteuert. Er liefert Informationen über durch Fremdkörper ausgelöste Reize in die entsprechenden Hirnzentren. Weiter verzweigt sich der Vagus in Richtung Speiseröhre. Das schlauchartige muskuläre Hohlorgan befördert die Nahrung von der Mundhöhle in den Magen und wird in dieser Funktion durch den Vagus unterstützt. Er regt die Bildung des Schleims in der Speiseröhre an, der als Gleitschicht dient. Außerdem kontrolliert er den reflexgesteuerten Transport des Speisebreis durch wellenartige Muskelbewegungen. Hier finden Sie die Erklärung dafür, dass uns bei großer Aufregung der Nahrungsbrocken sprichwörtlich im Halse stecken bleibt und warum wir im Stress einfach nicht gut kauen, schlucken und verdauen können: Die muskuläre Welle (Peristaltik) zieht sich ab der Speiseröhre durch den kompletten Magen-Darm-Trakt. Ist der Vagus durch Stress irritiert, zeigen sich Funktionsstörungen in all den Organen, die er versorgt. Um bei der Speiseröhre zu bleiben: Es kann zu Schluckstörungen, Sodbrennen, Zurückfließen von Mageninhalt, Refluxkrankheit oder auch Schmerzen hinter dem Brustbein kommen. Ein Ausgleich im autonomen Nervensystem kann hier manchmal Wunder bewirken, zumindest solange es um eine funktionelle Beeinträchtigung geht.

Folgen wir dem Vagus noch ein Stück weiter. Die anatomische Verbindung von Magen und Speiseröhre bewirkt im Laufe der Entwicklung des Embryos eine interessante Bewegung der Vagusnervenstränge. Ungefähr innerhalb der ersten sieben Wochen durchläuft der Magen eine embryonale Wachstumsbewegung. Die damit verbundene Lageveränderung des Magens zieht eine Verlagerung der Vagusnervenstränge nach sich. Der linke wird durch die Magendrehung mit nach vorn gezogen, der rechte bewegt sich zugleich nach hinten. So ergeben sich die Bezeichnungen vorderer und hinterer Vagus, was sich nur auf die Lage im Brustraum, also vor und hinter der Speiseröhre bezieht. Diese Bezeichnung hat primär nichts mit den Begriffen ventraler und dorsaler Vagus und den von Porges beschriebenen autonomen Zuständen zu tun. Mit dieser Lagebezeichnung bezieht sich Porges in erster Linie auf die Kerngebiete im Hirnstamm.

Im unteren Teil seines Verlaufs schmiegt sich der Vagus geflechtartig an die Speiseröhre. Von dort an lassen sich nicht mehr ein einzelner, klar abgegrenzter rechter und linker Vagusstrang, sondern vielmehr eher ein rechter und linker Vagusstamm unterscheiden.

Bauchteil: Die Speiseröhre und die beiden Vagusstämme ziehen durch eine gemeinsame Öffnung im Zwerchfell und agieren hier als Teile des dorsalen Vagus-Systems, das ich später genauer charakterisiere. Im Übungsteil werden wir oft der bewussten Atmung begegnen. Jeder einzelne, vor allem sanft in den Bauchraum vertiefte Atemzug, kann die Situation im Zwerchfell und damit rund um die Nervenäste des Vagus positiv beeinflussen. Unterhalb des Zwerchfells liegt eine weitere und vielfältige Verzweigung in Äste, die sich zu sämtlichen Oberbauchorganen ziehen, nämlich Magen, Dünndarm und Dickdarm. Diesen versorgt der Vagusnerv jedoch nur bis zur linken Dickdarmbiegung unter dem linken Rippenbogen. Den restlichen Dickdarm steuert ein anderes, aus dem Becken heraufziehendes Nervengeflecht. Weiterhin erhalten die Leber, die Galle, die Bauchspeicheldrüse und die Nieren Signale aus dem Vagus. Diese animieren die Bauchorgane zu verstärkter Sekretbildung. Neben der Tatsache, dass wir uns mit Essen belohnen oder uns etwas gönnen wollen, liegt in diesem anatomischen Zusammenhang der Trick 17 der Selbstregulation. Wann immer Nahrung in der Mundhöhle eintrifft und durch den Verdauungsschlauch wandert, wird der entspannende Teil des Nervensystems aktiviert und bewirkt eine Beruhigung. So wird plausibel, warum viele Menschen gerade abends oder zwischendurch naschen oder auch unkontrollierbar essen. Sofern die Ernährung gut ausbalanciert ist, sollte sich dieser Mechanismus durch regelmäßig ausgeführte Entspannungsübungen umgehen lassen. Wenn Sie unter dem Naschphänomen leiden und bisher trotz aller Diäten und Ernährungspläne noch keine Lösung gefunden haben, lohnt sich das tägliche Absolvieren aller in Teil 3 (ab Seite 129) vorgestellten Entspannungsübungen.

Doch nicht nur dieses Symptom wird Sie in der Übungsauswahl leiten. Alle vom Vagus beeinflussten Organe können vielfältige Symptome aufweisen. Einige habe ich schon genannt, doch wann immer Sie das Gefühl haben, irgendetwas bezüglich Ihrer Organe ist aus dem Lot geraten, obwohl schulmedizinisch nichts festgestellt werden kann, versuchen Sie die ausgleichenden Übungen. Manchmal wirken schon kleine Übungen Wunder.

Vielleicht ist Ihnen nach dem anatomischen Exkurs über den Vagus nun bewusster, warum ein Ungleichgewicht zwischen Anspannung und Entspannung heftige körperliche Erscheinungen und Symptome nach sich ziehen kann. Vielleicht verlieren die in der folgenden Liste aufgezählten Symptome etwas von ihrer Wucht, und Sie fühlen sich nun ein wenig darin bestärkt, es mal mit ein paar körperlichen Übungen zu probieren:

- Sprechstörungen,
- Kloßgefühl im Hals,
- Herzrhythmusstörungen,
- Bluthochdruck,
- chronische Verstopfung,
- Magenkrämpfe,
- Übersäuerung des Magens.

FUNKTIONSORTE DES VAGUS

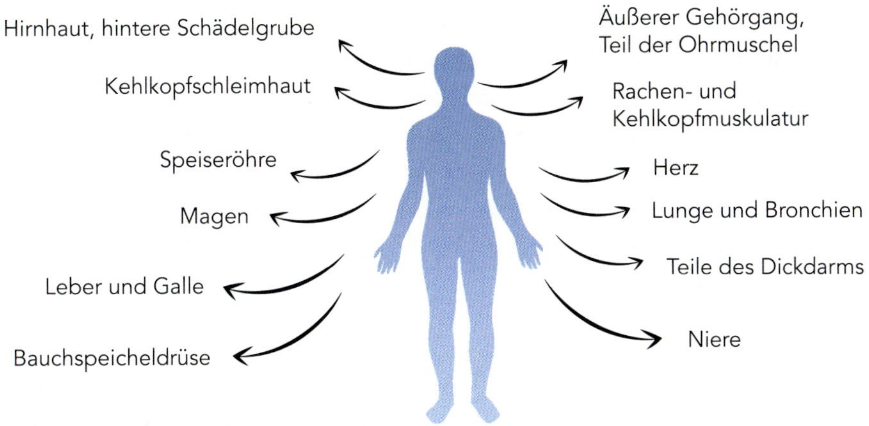

Die Wirkungsweise des ventralen Vagus

Eine der Hauptaufgaben des ventralen Vagus ist die Unterstützung der Hemmung des Kampf- und Fluchtsystems und damit auch einer möglichen Erstarrungsreaktion. Einmal abgesehen von seinen vielfältigen, auch subtilen sonstigen Wirkungen dient uns Säugetieren diese seine Funktion zum Arterhalt, denn nur wenn wir in der Lage sind, gesunde, stabile Bindungen einzugehen, kann es zur Fortpflanzung kommen. Die Hemmung von Abwehrverhalten erfolgt schließlich nur, wenn die Situation als sicher eingestuft wird. Nur dann können wir uns in einem wohlwollenden zwischenmenschlichen Miteinander bewegen und das für Intimität nötige tiefe Vertrauen entwickeln.

Schon wenn ein minimaler Sinnesreiz eine mögliche Gefahr darstellt, geschieht über einen neurophysiologischen Schaltkreis ein blitzschneller Abgleich im Gehirn. Wie funktioniert dieser Schaltkreis im Fall einer möglichen Bedrohung? Nehmen wir dafür einmal an, das ventrale Vagus-System lässt eine Person schön entspannt durch den Wald laufen, es ist ein toller Sommertag, es duftet herrlich, ein paar Vogelstimmen sind zu hören, und die grüne Natur ist einfach nur entspannend. Da knackt es plötzlich im Unterholz – ein Geräusch, das gar nicht zur vorherigen Situation passt. Nun wird der ventrale Vagus in seiner Funktion der Orientierung aktiv. Die Sinneswahrnehmungen Hören und Sehen wenden sich der Geräuschquelle zu und versuchen, sie aufzuspüren und zu klären. Sofort werden die Nackenmuskeln aufgefordert, den Kopf entsprechend zu drehen und zu neigen. Je nach Art der Bedrohung werden auch andere Sinne hinzugezogen. Wenn etwa eine Sirene Feueralarm meldet, wird der Geruchssinn versuchen, Brandgeruch festzustellen, und wenn eine Speise nicht die gewohnte Farbe hat, wird der Geschmackssinn besonders aktiv sein und nachspüren, ob die Speise möglicherweise verdorben und damit bedrohlich ist. Hier im Wald erreichen nun alle gesammelten Informationen über das seltsame Knacken zunächst eine wichtige Schaltzentrale im Gehirn, den im Zwischenhirn liegenden Thalamus, das »Tor zum Bewusstsein«. Diese Schaltzentrale unterzieht die eintreffenden Reize, hier also das Knackgeräusch ohne optisch erkennbare Ursache, einer Prüfung und entscheidet, welcher Weg beschritten wird: entweder eine superschnelle autonome Reaktionskette oder eine etwas langsamere, dafür aber rationale Handlungskette. Die über das Bewusstsein verlaufende Kette bedient sich höherer Hirnfunktionen analytischer oder lösungsorientierter Art. Zum Beispiel könnte man die Mitwanderin fragen, ob sie das Gleiche gehört hat, den Förster anrufen und fragen, ob es in diesem Wald gefährliche Raubtiere gibt, oder kurz stehen bleiben und in Ruhe die Umgebung beobachten. Vielleicht erinnert sich das Gehirn aber just in diesem Moment an den Sturm vor paar Tagen und ordnet das Geräusch schlüssig einem Astbruch zu.

Die spannende innere Wanderung geht weiter, denn da es in diesem Buch eher um die autonomen Körperreaktionen geht, verfolgen wir nun den Pfad der schnellen Meldung. Denn wird das Knackgeräusch vom Thalamus als unerklärlich und damit hochgefährlich eingestuft, erfolgt eine Meldung an eine Hirnstruktur, die man Amygdala nennt: eine Art Alarmzentrale, die bestimmte

Ereignisse mit Gefühlen koppelt und abspeichert. Im Fall von traumabedingten Erkrankungen wittert die Amygdala häufig nahezu überall Gefahr. So reagiert sie möglicherweise im Laufe der Zeit oft zu stark. Geringfügige Reize werden von ihr überbewertet und lösen unentwegt die mit Schreck und Angst verbundene Notreaktion von Kampf oder Flucht aus. Das könnte in diesem Beispiel bedeuten, dass man die Flucht aus dem Wald ergreift oder zumindest den Rest der Wanderung alles andere als entspannt hinter sich bringt. Mit skeptischem Blick observiert man unentwegt das Unterholz, das Gespräch verstummt, und die Vogelstimmen werden nicht mehr wahrgenommen.

Viele von Ihnen kennen die im Laufe der Zeit wie mit Tentakeln um sich greifende Angst. Das Beispiel vom Geräusch im Wald ist eines von unzählig vielen. Ein weiteres Beispiel, um die Fortpflanzung der Angst zu verdeutlichen: Vielleicht hat der Fahrer nach einem Verkehrsunfall Angst davor, selbst wieder Auto zu fahren. Das lässt sich einige Zeit einrichten und organisieren. Reguliert sich die Angst aber nicht, wird vielleicht auch die Rolle auf dem Beifahrersitz kritisch bis unmöglich. Dann erklärt man seinen Menschen wortreich, dass Autofahren ohnehin die Umwelt belaste, und wird zum Fußgänger. Nun haben sich neben der Angst auch noch Vermeidungsstrategien etabliert. Nimmt der dysregulierte Zustand seinen Lauf, wirkt einige Zeit später vielleicht sogar jedes Auto bedrohlich, und der Gang auf dem Fußweg funktioniert nur ganz nah an der Hauswand. Wahrscheinlich ist es eh besser, gar nicht mehr hinauszugehen …

Das Gehirn ist kreativ, findet Lösungen und vor allem durch Angst verursachte Vermeidungsstrategien. Die sind es oft, die das Leben in der Folge immer enger und farbloser machen. Es gibt tausend Möglichkeiten, wie sich Dinge entwickeln, aber auch verquicken. Die menschliche Natur, die dahintersteckt, verfolgt jedoch immer die gleichen Pfade. Hier wird deutlich, warum es so wichtig ist, das Nervensystem vor allem durch beruhigende Übungen zu fördern, damit es nicht unentwegt überreagiert. Besonders wenn Sie allzu oft Angst empfinden, lohnt sich gerade jetzt eine kleine Lesepause. Vielleicht kann ich Ihnen fürs Erste durch das Wissen Mut machen, dass sich mit etwas Übung auch Ihr Nervensystem rückbesinnen kann auf den Zustand der Sicherheit.

ANGST - ANGSTSTÖRUNG - PANIK

Angst ist wie Wut oder Freude eines der Grundgefühle, die jeder Mensch empfindet. Wie oft, wie stark und wie häufig Angst auftritt, unterscheidet sich jedoch von Person zu Person. Das Gefühl Angst ist immer die Reaktion des Nervensystems auf eine wirkliche oder vermeintliche Bedrohung. Um sie auszulösen, reicht selbst ein geringfügiger, mitunter kaum wahrnehmbarer Reiz. Dieser kann ein anderes Gefühl, ein Gedanke, eine Sinneswahrnehmung oder insgesamt jegliche Information von außen oder innen sein. Ganz grundsätzlich hat Angst die Funktion, uns zu schützen.
Eine Angststörung wird dann diagnostiziert, wenn die Angst übermäßig häufig oder nicht in adäquater Relation zur gegebenen Situation auftritt. Zudem ist der Grund für das Auftreten der Angst für die Betroffenen nicht immer erkennbar. Das Symptombild wird häufig zu einem kräftezehrenden und sehr belastenden Begleiter über lange Zeit und beeinträchtigt die Lebensqualität oft massiv.
Bestehen Angstsymptome über längere Zeit, kumulieren sich mitunter die Erregungszustände im Nervensystem. Dann kann es zu Panikattacken kommen, zu quälenden Extremzuständen, die rationales Denken nahezu ausschließen. Die körperliche Symptomatik der Angst nimmt dann einen scheinbar übermächtigen Charakter an, und Betroffene äußern sehr häufig das Gefühl, sie hätten Angst zu sterben.
Das Gefühl Angst löst im Körper die Reaktionen Kampf, Flucht oder Totstellreflex aus. Diese sogenannten Überlebensreaktionen äußern sich häufig in deutlicher körperlicher Symptomatik, aber auch durch Vermeidungsverhalten. Häufig treten Symptome auf, die die Betroffenen nicht unbedingt auf ihre Angststörung zurückführen. Nicht selten verlängert diese Situation den Leidensweg. Zu diesen zählen:

- Verdauungsstörungen wie Krämpfe, Durchfall oder Verstopfung,
- Herzstolpern, Herzrasen, Enge- oder Druckgefühl in der Brust,
- Schlafstörungen,
- körperliche Schmerzen,
- Atemstörungen wie Hyperventilieren, Kurzatmigkeit, Luftnot,
- Hitzewallungen, Schwitzen, Frieren,
- Fahrigkeit, Zittern, Nervosität,
- Orientierungslosigkeit, Schwindelgefühle, Benommenheit.

ÜBUNG: NACHSPÜREN

Wir kommen in Teil 3 zu einer Menge entspannender Übungen (ab Seite 129), die das ventrale Vagus-System unterstützen. Aber es ist immer gut, einfach kurz innezuhalten und sich selbst nachzuspüren. Gehen Sie Ihren Körperreaktionen auf das Gelesene nach und geben Sie dem Körper einen Impuls in Richtung Entspannung. Beobachten Sie für einen Moment den Atem, wie er kommt und geht. So wie Ihr Atem in dem Moment fließt, ist es genau richtig; Sie brauchen nichts daran zu verändern. Vertrauen Sie Ihrem Körper, denn ganz autonom findet er das für Sie passende Muster. Schließen Sie nun voller Mitgefühl Ihre sämtlichen Symptome in den Fluss Ihres Atems ein: jedes Angstgefühl, jede depressive Verstimmung, jeden emotionalen und körperlichen Schmerz. All diese Dinge dürfen da sein. Sie haben eine Berechtigung, sie beruhen auf Lebenserfahrungen. Lassen Sie nun die Ausatmung ein klein wenig länger werden. Stellen Sie sich vor, wie Ihr Ausatemstrom die Flamme einer Kerze sanft flackern lässt. Dabei darf die Luft leicht hörbar aus dem Mund strömen. Und genauso können Sie in jeder Situation in Ihrem Leben verfahren. Sanft ein- und ebenso, aber länger, ausatmen. Dies vermittelt Ihrem Körper, dass er jetzt gerade in Sicherheit ist. Wiederholen Sie das am besten mehrmals täglich, so oft Sie mögen.

Kehren wir nun zurück zum Schaltkreis der autonomen Bedrohungsreaktion. Die Alarmzentrale Amygdala ist nicht die alleinige Instanz auf dem Weg vom Reiz zur Reaktion. Eine weitere Schaltstation bekommt von ihr Informationen, bevor es zur eigentlichen körperlichen Reaktion kommt: der Hypothalamus, eine der wichtigsten Hirnstrukturen für das autonome Nervensystem.

Manche nennen den Hypothalamus den Wächter des autonomen Nervensystems. Von ihm geht die sogenannte *Stresshormonachse* aus. Diese auch als *Hypothalamus-Hypophysen-Nebennierenrinden-Achse* bezeichnete Struktur organisiert über Hormone grundsätzlich die Energiebereitstellung im Körper. Bei einer Bedrohung erfolgt auf dieser Hormonachse die Aktivierung des Sympathikus. Falls Kampf oder Flucht nicht möglich sind, beteiligt sich der Hypothalamus jedoch an der Hemmung der Muskulatur und unterstützt damit die Erstarrungsreaktion, das Programm des dorsalen Vagus-Systems.

Lassen Sie uns – den inneren Wunsch nach und die Lebensnotwendigkeit von mehr ventraler Vagusaktivität im Gepäck – einen Blick auf unser gesellschaftliches Leben werfen. Schon nach diesen ersten Ausführungen liegt auf der Hand, dass oft nicht der ventrale Vagus den Alltag bestimmt. Allzu oft prägen Kampf, Flucht oder Erstarrung unser Verhalten, ungewollt und oft unbewusst, und traurigerweise nur selten ehrliches, echtes, liebevolles Miteinander. Was wird da im großen und kleinen Stil geschimpft, auf diesen oder jene. Fehler und Schuldige werden gesucht, da wird gehupt, geschrien, geschlagen. Das Versicherungsgeschäft floriert, die Anwälte sind gut beschäftigt. Sich durchkämpfen, sich durchbeißen oder jemandem mal so richtig Paroli bieten – das scheint mittlerweile Standardprogramm zu sein. Man könnte meinen, wir würden alle nur noch durch den Hirnstamm repräsentiert und kämpften laufend ums Überleben. Wo bleibt unsere Großhirnrinde mit ihrem höheren Wissen, unserer Intelligenz und der Fähigkeit, einander zu respektieren? Sind wir hier den unzähligen Beziehungsproblemen in unserer Gesellschaft sowohl auf beruflicher als auch privater Ebene auf der Spur? Liegt hier die Lösung für das Phänomen der vielen Brüche und Trennungen? Haben wir die Fähigkeit zum ehrlichen Verhandeln und zum liebenden Miteinander verlernt oder gar nicht erst erlernt?

Vielleicht ist es voreilig, aber ich erlebe im Allgemeinen – Ausnahmen bestätigen die Regel – eine Verrohung der Gesellschaft. Aus meiner Sicht stecken wir in einer Zeitströmung, die mehr von den Kampf-, Flucht- und Starremodi bestimmt ist als von der Regie des ventralen Vagus. Warum eigentlich? Wie können wir Sicherheit und intakte Beziehungen erleben, wenn bei jeder Begegnung Skepsis lauert, wenn »Vertrauen« ein Fremdwort ist und sich stattdessen Angst breitmacht, angegriffen oder betrogen zu werden? Was passiert mit einer Gesellschaft, wenn eine faire Gesprächskultur zum Luxusgut wird? Was geschieht mit uns, wenn wir so sehr im Kampf sind, dass das einfache Zuhören zur großen Herausforderung wird, wenn Menschen sich in Einsamkeit verschanzen, weil alles andere emotional zu gefährlich ist? Die Lösung könnte so einfach sein: Wir alle brauchen mehr ventrale Vagusaktivität und damit den blitzschnellen Abgleich, dass die Umgebung in den meisten Fällen doch grundlegend sicher ist und Kampf, Flucht, Rückzug lediglich ein früher notwendiges Muster. Sich für oder gegen gesellschaftliches Miteinander zu entscheiden liegt einzig in der Verantwortung des Einzelnen. Niemand außer uns selbst kann die Verantwortung für unser Denken, unsere Entscheidungen und unser Handeln übernehmen. Es liegt in unserer Hand, uns mit dem polyvagalen Ansatz im Hinblick auf unser Verhalten vertraut zu machen.

Vielleicht wird unter diesem Aspekt deutlicher, dass viele der Kämpfe in unserem Alltag nur Scheingefechte sind, die alte, ungelöste Konflikte verdecken. Es mag schmerzlich und schambehaftet sein, die Verbindung zu nicht verarbeiteten Ereignissen zu sehen und zuzugeben, aber es lohnt sich, das Augenmerk auf die darin enthaltene Chance zur Selbstregulation zu legen.

IM HIER UND JETZT VERWEILEN

Vielleicht schweifen Ihre Gedanken beim Lesen dieser Zeilen vom Inhalt ab, vielleicht steigt ein Gefühl auf – Wehmut, Trauer, Wut oder etwas anderes. Vielleicht zieht es Sie zu Dingen, die Sie aufregen, die Ihre Aufmerksamkeit immer wieder binden, Sie aber keinen Schritt in Richtung Gesundheit und Wohlbefinden weiterbringen. Vielleicht regen Sie sich auch gerade darüber auf, dass ich es wage, für ein Gefühl von mehr Sicherheit zu werben, wo doch tatsächlich hinter jedem Baum ein Säbelzahntiger lauert.

Ich lade Sie ein, im Hier und Jetzt zu verweilen, ganz bei sich und mit sich, im Moment alle Belastungen beiseitezulegen und sich rundum wohlzufühlen. Nutzen Sie diesen Zustand, um sich ein wenig der Regulation in Ihrem Nervensystem zu widmen. Es ist natürlich jederzeit erlaubt, mit den Gedanken abzuschweifen, denn nur so können Sie sich Lösungsprozesse bewusst machen und dann durchleben und neu verhandeln. Versuchen Sie dennoch, mit sich selbst und dem Rest der Welt wohlwollend verbunden zu bleiben. Geben Sie sich und all den Gedanken und Gefühlen, die gerade aufgetaucht sind, Ihre eigene Umarmung. Überkreuzen Sie die Arme vor der Brust und stecken die Finger unter die jeweils gegenüberliegende Achsel oder umschließen Sie mit den Händen den gegenüberliegenden Oberarm, je nachdem, was sich behaglicher anfühlt. Verweilen Sie ein paar Augenblicke in dieser Haltung. Spüren Sie die Wärme und den sanften Druck Ihrer Hände. Lassen Sie einen Gedanken kommen, der Sie wissen lässt, dass im Hier und Jetzt, das heißt in diesen paar Sekunden, gerade alles in Ordnung ist. Wenn sich ein Gähnen einstellen möchte, dann heißen Sie es herzlich willkommen. Spüren Sie, wie sich Ihr Körper wieder entspannt, und versuchen Sie nachzuspüren, woran Sie merken, dass er sich entspannt.

Neurozeption – unbewusste Wahrnehmung

Statt einen Diskurs über gesellschaftliche Probleme zu führen, ziehe ich es vor, die Mechanismen anzuschauen, die auch für scheinbar festgefahrene Strukturen jederzeit eine Regulation ermöglichen. Je mehr Menschen sich dieser Regulationstechniken bedienen, desto besser wird sich in Zukunft unser Zusammenleben gestalten. Davon bin ich zutiefst überzeugt. Gefahr wird sich im Leben nie ganz ausschließen lassen, aber woher weiß eigentlich unser Gehirn, dass wir in bestimmten Situationen ganz sicher sind, und was genau macht diese Sicherheit aus? Stephen W. Porges prägte den Begriff »Neurozeption« für die Fähigkeit, unbewusst in primitiven Hirnarealen blitzschnell zu entscheiden, ob eine Situation sicher, gefährlich oder lebensgefährlich ist.

Neurozeption bedeutet sozusagen die unbewusste Wahrnehmung und den gleichzeitigen Abruf des passenden Lebens- oder eben Überlebensmusters. Lange bevor wir bewusst merken, dass unser Gegenüber gefährlich ist, hat sich zum Beispiel unsere Muskulatur angespannt und damit zum Kampf bereit gemacht. Schon bevor uns klar ist, dass wir uns verteidigen, sprechen wir mit hoher, schriller Stimme. Nervensysteme resonieren entweder oder reagieren aufeinander, und so geschieht es, dass wir Situationen rational als völlig sicher einstufen, der Körper aber höchst alarmiert reagiert. Das könnte zum Beispiel passieren, wenn Sie einen neuen Arzt aufsuchen. In Erwartung einer aufschlussreichen Diagnostik, hilfreicher Ratschläge oder einer Behandlung gehen wir gedanklich von nichts Bedrohlichem aus; sonst würden wir diesen Arzt wohl kaum aufsuchen. Doch die Rechnung lässt sich nicht ohne unser Unterbewusstsein machen, das nahezu seit unserer Zeugung sämtliche Erfahrungen sammelt und seine neurozeptiven Entscheidungen darauf aufbaut.

Dank der epigenetischen Forschung wissen wir mittlerweile, dass Erfahrungen über Generationen hinweg unbewusst weitergegeben werden. Diese Erkenntnis möchte ich Ihnen auf gar keinen Fall vorenthalten, denn sie beweist die Vererbung von elterlicher traumatischer Exposition. Falls Sie extrem mit Tieren mitfühlen oder -leiden, überspringen Sie diesen Absatz besser. Die Forscher Brian Dias und Kerry J. Ressler von der Emory University School of Medicine (in Atlanta, Georgia, USA) wollten herausfinden, ob eine vor der Empfängnis stattfindende traumatische Erfahrung an die Nachkommen weitergegeben wird. Dazu durften die Probanden, in diesem Fall Mäuse, an dem Geruchsstoff Acetophenon schnuppern. Während die Mäuse diesen blumig-süßen Geruch wahrnahmen, versetzte man ihnen kleine Elektroschocks. Die nun mit dem Duft verbundene Angst konnten die Forscher sowohl bei deren Kindern als auch Enkeln nachweisen. Denn obwohl die Nachkommen niemals zuvor mit dem Geruch Acetophenon in Verbindung gekommen waren, zeigten sie im Gegensatz zu den Kontrollgruppen eine deutliche Schreckreaktion. Diese Studie zeigt, wie jede Elterngeneration Informationen über Umwelteinflüsse, über die Region oder die Gemeinschaft, in der sie leben, biologisch weitergibt.

Jetzt sitzen Sie also beim Arzt, und wer weiß, wer aus unserer Abstammungslinie noch alles mit Ihnen dort sitzt. Vielleicht die Mutter, die sowieso immer Angst vor Spritzen hatte, oder die Großmutter, die aufgrund ihrer Kriegserlebnisse grundsätzlich misstrauisch war. Scheinbar grundlos schlägt Ihnen das Herz sprichwörtlich bis zum Hals.

Dann misst der Arzt Ihnen den Blutdruck. Der ist natürlich erhöht – völlig unerklärlich, denn der war doch immer so schön in Ordnung. Ihre Achseln sind schweißgetränkt, und plötzlich sind Sie sehr einsilbig. Wo war sie noch, die Reihe der Fragen, die man dem Arzt stellen wollte? Vergessen, völlige Leere im Kopf, denn Sie stecken nun im Überlebensmodus. Nix wie raus aus dem Behandlungszimmer! Die Orientierung ist im Moment der augenscheinlichen Bedrohung noch möglich, und das Hinauslaufen klappt …

Hier regiert eindeutig der Sympathikus, wie er leibt und lebt. Wo bleibt der ventrale Vagus, der die Fluchtreaktion hätte hemmen sollen? Vielleicht hat ihn ein unterbewusster Reiz verschreckt, denn unsere Sinnesorgane nehmen selbst subtile Reize auf und sortieren sie in die Kategorien »sicher«, »gefährlich« oder »lebensgefährlich«. Vielleicht wittern Sie hier Gefahr, weil im Nervensystem des Arztes sich nach einem stressigen Tag bereits der Sympathikus dominiert. Vielleicht kämpft sich der Arzt, und das könnte auch bei jeder anderen Person im Alltag so sein, die letzten Stunden bis zum Feierabend durch. Zwar war die Begrüßung freundlich, aber vielleicht eine Nuance zu hektisch oder der Händedruck eine Nuance zu fest. Ein Nervensystem steckt das andere an. Vielleicht war es sogar nur die Wandfarbe im Behandlungszimmer, die als unsicher assoziiert wird, vielleicht der Bart unseres Gegenübers, die Form des Bilderrahmens oder die Position auf dem Behandlungsstuhl? Nahezu jeder Sinnesreiz kann positiv oder eben negativ wirken und in uns einen autonomen Switch nach sich ziehen. Schon das allein macht die Sache komplex. Der Vagus hat es in unserem hektischen Alltag wirklich nicht leicht. Überall lauern anscheinend Unsicherheit, Bedrohungen und Gefahren.

Kaum sind Sie aus dem Behandlungszimmer gekommen, kümmert sich die gutmütige Arzthelferin liebevoll um Sie. Die kann sich etwas mehr Zeit nehmen, hat eine weiche Stimme und einen fürsorglichen Blick. Augenblicklich fällt Ihre Spannung ab, und es folgen ein tiefer Atemzug, ein Lächeln und ein Danke an die Helferin. Das Nervensystem und damit der ganze Mensch ist wieder in Sicherheit. Sie sehen: Immer gibt es eine Möglichkeit zur Regulation, und genau auf die sollte diese Ihre Lektüre hinauslaufen.

KURZES NACHSPÜREN

Nehmen Sie sich an dieser Stelle wieder einen Augenblick Zeit, um zu spüren, was Sie im Moment in Ihrem Körper fühlen. Es kann durchaus sein, dass die Lektüre Erinnerungen bei Ihnen geweckt hat. Möglicherweise kennen Sie solche Termine beim Arzt selbst und spüren nun, sogar schon beim Lesen, wie sich aus diesem Grund vielleicht ein wenig Spannung aufgebaut hat. Falls es nicht so ist, nehmen Sie eben diese Tatsache wahr. Entspannen Sie durch eine ruhige Einatmung und eine sanfte, lange Ausatmung angenehm wohlig Ihren Körper.

Der Vagusnerv und seine Partner im System der sozialen Verbindung

Keine Struktur im Körper arbeitet isoliert, im Laufe der Evolution haben sich auch die Hirnnervenkerne und damit die Hirnnerven verändert und miteinander verbunden. Mit dem Vagus verlassen weitere Nerven den Hirnstamm und fungieren gemeinsam im ventralen Vagus, dem System für soziale Verbundenheit, Kommunikation und Kontakt. Durch dieses System reguliert und regeneriert sich der Körper, was die Chance auf bestmögliche Gesundheit darstellt. Ich wiederhole das hier, weil wir uns später in den Übungen die Funktionsbereiche dieser Nerven für die Regulation zunutze machen mit dem Ziel, das ventral-vagale System zu kultivieren und zu stärken. Schauen wir nun die vier anderen, ebenfalls zu diesem System gehörenden Nerven an.

Der Trigeminusnerv

Der fünfte der zwölf Hirnnerven, der *Trigeminus,* zu Deutsch Drilling, ist groß und dreigeteilt. Er versorgt weite Teile der Gesichtshaut in Bezug auf die Sensibilität, aber auch motorisch die Kaumuskulatur. Viele von Ihnen kennen Symptome wie Kieferschmerzen, Ohrgeräusche oder Zahnschmerzen, deren Ursache kein Zahnarzt findet. Oft werden solche Schmerzen von einem der stärksten Muskeln des Körpers verursacht, dem Massetermuskel. Dieser liefert einen großen Teil der Beißkraft, also eine zur Verdauung gehörige Funktion. Viele Menschen pressen unbewusst die Kiefer zusammen, was dann laufend eine Meldung von Spannung erzeugt. Einige von Ihnen kennen den Trigeminusnerv leider daher, dass er ihnen die sogenannte Trigeminusneuralgie beschert, die mit manchmal dramatischen und langwierigen Gesichtsschmerzen einhergeht. Betrachten wir diesen Nerv im Verbund, gelingt es möglicherweise, die Symptome zu verstehen, zu relativieren und zu akzeptieren. Einer der Äste des Trigeminus versorgt den kleinen Muskel *Tensor tympani,* der zusammen mit dem Muskel *Stapedius* im Mittelohr sitzt. Befindet sich der Körper in Kampf- oder Fluchtmodus, kann es zu einer Irritation dieser Muskeln kommen und damit zu Geräuschempfindungen wie Tinnitus oder Klopfen im Ohr.

Der Fazialisnerv

Der siebte Hirnnerv, der *Fazialis*, hat neben einigen anderen Funktionen vor allem die Aufgabe, das Gesicht mit motorischen Impulsen zu versorgen, ermöglicht also unsere Mimik und damit unsere wichtigen nonverbalen Botschaften an die Mitmenschen. Er lässt uns lächeln, grimassieren, die Augenbrauen hochziehen … Gleichzeitig versorgt er einen winzigen Muskel, den *Musculus stapedius,* der die Feinjustierung des Gehörs kontrolliert. Ist dieser Innenohrmuskel irritiert, kann es zu einer Überempfindlichkeit des Gehörs kommen, die sich bei lautem Lärm bemerkbar macht.

Seine komplexe Funktion für die Mimik prädestiniert den Fazialisnerv für einen ersten Notfalltest bei Verdacht auf Schlaganfall. Neben einfachen Tests wie dem Hochheben und -halten beider Arme, dem Stehen auf einem Bein oder der Fähigkeit, einen Satz zu sprechen, prüft man, ob die Person lächeln kann. Ist die Nervenleitung des Fazialis beeinträchtigt, hängt ein Mundwinkel herab – eine entstellende Asymmetrie des Gesichts. Jede Störung der Funktionen des Fazialis ist für die Betroffenen eine ernste psychische Belastung.

DIE MIMISCHE MUSKULATUR

Probieren Sie einige Funktionen des Fazialisnervs aus:

- Augen zusammenkneifen, dann öffnen
- Augenbrauen nach oben ziehen
- Stirn in waagerechte Falten legen
- Augenbrauen runzeln
- Nasenöffnungen weit und eng stellen
- Oberlippe heben, Unterlippe nach unten ziehen
- Mundwinkel nach oben und unten ziehen
- Ohren etwas nach hinten ziehen, wenn Sie es können

Führen Sie komplexe Gesichtsbewegungen aus und spüren Sie nach, was dabei mit Ihnen geschieht. Drücken Sie nacheinander diese Gefühle aus:

- Grimm, Zorn, Wut
- Heiterkeit, Humor, Ausgelassenheit
- Ekel, Abscheu
- Neugier, Interesse
- Furcht, Angst, Panik
- Überraschung, Schreck

Falls sich jemand als Partner dafür findet, lassen Sie diesen die mimischen Übungen ausführen und beobachten Sie, was mit Ihnen und Ihrem Körper passiert, wenn Sie die nonverbalen Signale sehen. Es ist faszinierend, wie unmittelbar der Gesichtsausdruck anderer auf unser Gefühlserleben und unsere Physis wirkt.

Die zwei letzten Kollegen in diesem System der zwölf Hirnnerven tragen die Namen *Nervus glossopharyngeus* beziehungsweise *Nervus accessorius*. Beide treten etwas hinter dem Ohr zusammen mit dem Vagusnerv durch das erwähnte Drosselloch aus dem Schädel aus, liegen dort also eng beieinander.

Nervus glossopharyngeus

Der *Nervus glossopharyngeus* oder Zungen-Rachen-Nerv hat vielfältige, darunter eminent wichtige Aufgaben. Neben der Anregung der Speichelproduktion ist er an Meldungen zum Druckverhältnis zwischen Sauerstoff und Kohlendioxid im Blut beteiligt. Er meldet unter anderem, ob wir entspannt atmen und dem Körper genug Sauerstoff zuführen oder uns unter schneller, flacher Atmung mit aktiviertem Sympathikussystem durchkämpfen. Darüber hinaus bildet er zusammen mit dem Vagus ein Nervengeflecht zur Versorgung des Rachens und ist damit am Würge- und am Schluckreflex beteiligt.

Nervus accessorius

Auch wenn er am Ende der Aufzählung steht, ist der *Nervus accessorius* nicht minder wichtig. Seinem lateinischen Namen nach ist er der »hinzutretende«. Er versorgt motorisch den großen Kopfwendemuskel *Musculus sternocleidomastoideus* sowie den großen trapezförmigen Nackenmuskel *Musculus trapezius*. So ist er für die Neigung des Kopfes zur gleichen und dessen Drehung zur Gegenseite zuständig. Diese Bewegungen sind für Orientierung nach einem Angriff entscheidend. Mit einigen seiner Fasern gliedert sich der *Accessorius* dem Vagusnerv an und bildet mit ihm einen zum Kehlkopf laufenden Strang. Er ist neben dem Vagus entscheidend an der Stimmbildung beteiligt.

Fassen wir zusammen: Das als *ventral-vagales System* bezeichnete Zusammenspiel dient dem gesunden Kontakt, der Kommunikation, der Orientierung und der Regeneration. Dafür sind maßgeblich die fünf genannten Nerven zuständig, deren reibungsloses Funktionieren es anzustreben gilt. Wie dieses System im Alltag arbeitet und wie schnell es durch einen Wechsel in einen anderen autonomen Zustand irritiert werden kann, zeigt ein weiteres Fallbeispiel: Ein junger Mann fährt mit dem Auto auf der Autobahn. Er hört Musik und singt ein wenig mit. Er mag sein neues Auto, vor allem die starke Beschleunigung. Aber er hält sich an die dort vorgeschriebene Höchstgeschwindigkeit, denn er möchte nichts mutwillig riskieren. Sein autonomes Nervensystem ist stabil im ventralen Vagusmodus. Auf einmal schießt auf der Überholspur ein viel schnelleres Fahrzeug an ihm vorbei, er spürt sofort eine kleine Jagdlust und würde gern selbst beschleunigen. Jetzt kommt der erste kleine Switch in den nächsten autonomen Zustand: Der Sympathikus wird aktiviert. Das Singen verstummt, die Muskeln spannen sich stärker an, und er richtet seinen Rücken auf, denn er will den Raser im Blick behalten. Seine Augen starren nun nur noch auf den kleinen Punkt, das schnelle Auto, das sich immer weiter entfernt. Er packt das Lenkrad etwas stärker. Einen Moment lang erhöht sich die Aktivität seines Sympathikus. Doch dann kann er das Auto kaum noch sehen, die Jagdlust verfliegt, und er lehnt sich bewusst zurück. Er nimmt die Jagdlust als innere Freude wahr, atmet tief ein und aus und fährt entspannt weiter auf seiner rechten Fahrspur, denn er ist sich seiner Verantwortung im Straßenverkehr bewusst. Er lässt sich nicht durch die Hektik anderer, aber auch nicht durch seinen Jagdinstinkt aufstacheln, obgleich jeder kleine Reiz zu einer natürlichen Reaktion führt. Nach der kleinen Aufregung kehrt das System in seine ventral-vagale Balance zurück. Er fängt wieder zu summen an und lässt seinen Blick über den Straßenverkehr und die Landschaft wandern.

Als er einen langsamen Lastzug überholt, durchfährt es ihn wie ein Blitz: Im Rückspiegel sieht er, wie ein weiteres Auto geradezu angeflogen kommt, das ihm jetzt viel zu nah an der Stoßstange klebt. Dem noch nicht genug: Der Raser betätigt eifrig seine Hupe und blendet hektisch die Scheinwerfer auf – immer wieder. In der Sprache der polyvagalen Hierarchie ist da wohl ein aktivierter Sympathikus angerast gekommen. Jetzt ist nichts mehr mit Summen, Singen oder ruhigem Atmen zu machen; der Körper reagiert autonom. Der junge Autofahrer, vielmehr sein Nervensystem, fühlt sich angegriffen und in Gefahr. Sie können sich denken, was er nun kampfeslustig von sich gibt: Flüche, Kraftausdrücke und Tiernamen. Während Sie das lesen, spüren Sie vielleicht, wie sich Ihr eigener Atem verändert oder Ihr Kiefer anspannt. Das System wechselt nun etwas nachhaltiger in den nächsten neurophysiologischen Zustand, und der Sympathikus gewinnt die Oberhand – mit seinen Alternativen Kampf oder Flucht. Wann immer das System des ventralen Vagus versagt, zum Beispiel wenn sachliches Verhandeln nicht möglich ist, so wie jetzt hier auf der Autobahn, springt das nächste System der Hierarchie ein, und dieses schauen wir uns nun an.

1.3

Der Sympathikus: Das System der Kraft, des Handelns und der Abwehr

Der Sympathikus steht für das Mobilisieren von Kräften, macht Kampf- und Fluchtreaktionen möglich und springt immer dann an und ein, wenn etwas Leib und Leben bedroht – wirklich oder auch nur vermeintlich. Diese wie die beiden anderen autonomen Reaktionen ist absolut physiologisch. Wenn der Sympathikuszustand auftaucht, wissen wir, dass wir eine echte oder gefühlte Bedrohung erleben und sich der Organismus dagegen wappnen will. Vielleicht wird das sichtbar durch Anzeichen von Wut oder Angst, durch eine Panikattacke oder auch nur Konzentrationsschwierigkeiten. Der Sympathikus setzt seinem Naturell nach nicht auf Verhandeln, sondern auf Handeln. Er geht meist in die direkte Verteidigung oder in die Flucht. Neben handfesten Übergriffen wie bei einem Überfall oder einer Streiterei kann dies auch ein wesentlich kleinerer Reiz sein: Ein lautes Geräusch, und wir ducken uns weg. Ein falsches Wort, eine subtile Geste, und wir zucken zusammen.

Was ein Nervensystem als Bedrohung oder Angriff wertet, ist in Art, Ausmaß und Ausprägung des Reizes höchst unterschiedlich. In jedem Fall wird gegen eine Erwartung verstoßen und dadurch eine subjektive Grenze überschritten; sonst würde der autonome Verteidigungsmechanismus nicht einsetzen. Vielleicht geht es um einen gegen Ihre Fersen geschobenen Einkaufswagen, um von Ihrer Social-Media-Präsenz gestohlenen Content, eine Insektenattacke oder darum, dass Sie sich von jemandem angestarrt fühlen. Auch ein heftiger oder sogar kaum wahrnehmbarer Geruch, wie zum Beispiel ein Parfüm, kann uns in diesen Modus versetzen. Auch ein Film, ein Buch oder ein Aufputschmittel kann unser autonomes System zu einem Wechsel veranlassen. Die Beispiele geben Ihnen nur eine Idee, denn es gibt unzählige Gründe, warum unser autonomes Nervensystem der Meinung ist, wir müssten kämpfen und oder notfalls fliehen. Es kennt nur ein Ziel: das Wiedererlangen von Sicherheit, damit das Überleben und damit das Wiedererlangen des ventralen Vagusmodus.

Es ist der Sympathikus, der uns die heiß begehrte Konzertkarte organisiert, denn der ventrale Vagus, sich im Schlaf kuschelig regenerierend oder aber im Wachzustand bei rationalem Verstand, würde nie im Leben zeitig aufstehen, um sich zitternd in der dunklen Kälte für eine Karte anzustellen. Es ist der Sympathikus, der die Sachen anpackt, Prüfungen besteht oder auch den Gegner wegbeißt. Früher hat der Säbelzahntiger seine Beute gejagt und gefressen, heute regeln wir so etwas digital, bemühen Rechtsanwälte und wehren uns gegen alles und jeden. Es ist der Sympathikus, der hinter jeder Ecke eine Gefahr, einen Angriff wittert oder ihn subjektiv erlebt. Er kann und will kaum jemals vertrauen, dafür aber bei jeder Gelegenheit eine heiße Diskussion und zerstörerischen Streit anzetteln, denn die Welt ist aus seiner Sicht gefährlich. Sein Leitspruch: Vertrauen ist gut, Kontrolle ist besser. Der Sympathikus sucht nach dem Konkurrenten, identifiziert ihn und mobilisiert alle Kräfte, um Gegner aus dem Weg zu schaffen. Er gründet eine neue Partei oder veranstaltet Demonstrationen. Mal ist er laut, ein andermal sehr subtil, aber der Sympathikus kämpft und kämpft – mal einsam wie ein verlorenes Seelchen, mal mit verstohlenem Lächeln, mal sich selbst entblößend, laut und von sich überzeugt. Falscher Stolz, Ehrgeiz, Drang nach Perfektionismus und Sucht nach Anerkennung treiben den Sympathikus an – zu einem Marathon, zu einem Triathlon, zu unnachahmlichem Tatendrang, der nicht selten Bewunderung bei den Mitmenschen auslöst.

Leider überfordert sich mancher Betroffene und schraubt sich allmählich in Stresserkrankungen oder gar einen Burn-out hinein. Stets für den Kampf bereit, wappnet und verhärtet sich die Körperstruktur. Wer zu sehr vom Sympathikus dominiert ist, muss regelmäßig zur Massage. Er leidet unter Verspannungen und Schmerzen, eine verkürzte Muskulatur sowie Enge- und Steifigkeitsgefühle sind typisch für die sich verteidigende Struktur. Dazu kommen möglicherweise Stresskrankheiten wie Bluthochdruck, Herzerkrankungen oder Magenprobleme.

Wenn Sie in die Erkundung Ihres Nervensystems einsteigen, denken Sie dabei immer wieder an das einfache Dominoprinzip, das wir bei jenem Raser erkennen, der dem vorher entspannten Fahrer auf den Fersen hängt und mit seiner hohen Aktivierung andere Verkehrsteilnehmer ansteckt. Das eine Nervensystem steckt das nächste an, doch mithilfe der bewussten Selbstregulation im Sinne von Gesundheit und Wohlbefinden liegt die Entscheidung zumindest ein Stück weit bei Ihnen, von wem Sie sich anstecken lassen.

Der Volksmund nennt den vom Sympathikus dominierten Typ liebevoll »Hansdampf in allen Gassen«, aber wir fürchten uns zugleich vor dem Choleriker, der regelmäßig abgeht wie Schmidts Katze. Unsere Gesellschaft wimmelt von ihnen, und viele Therapeuten sind hauptsächlich damit beschäftigt, die starke Aktivierung des Sympathikus zu dämpfen. Diese allein löst nicht unbedingt Leidensdruck aus; sogar ganz im Gegenteil! Hohe Leistungsfähigkeit ist äußerst anerkannt in unserer Gesellschaft. Meistens sind es fortgeschrittene Symptome wie Panikattacken, Angstzustände, Schmerzen oder auch ganz andere Dinge, die Leidensdruck erzeugen. Behandlungen wie Massagen, Osteopathie, Physiotherapie und Psychotherapie vermitteln dem Nervensystem die notwendige Sicherheit, geben Raum zum Entspannen und Integrieren und lassen damit das ventrale Vagus-System die Oberhand gewinnen. Dass Behandlungen oft nur wenige Tage lang wirken und die Symptome danach wieder auftauchen, heißt nicht, dass der Therapeut schlechte Arbeit geleistet hätte, sondern eher, dass ein autonomer Status sehr dominant und zunächst nicht überwindbar ist, vielleicht weil gerade viele Trigger einwirken.

Ich denke, Sie haben nun schon ein gutes Bild vom ambivalenten Sympathikus, der unser Leben einerseits gesund antreibt, es uns andererseits aber schwer macht. Ohne ihn könnten wir nicht leben. Nur entspannt auf der Wiese zu liegen würde uns weder Essen auf den Tisch bringen noch unseren Puls beschleunigen, um das Blut durch die Adern zu pumpen, noch uns morgens einen Fuß vors Bett stellen lassen. Bei den meisten von uns ist er jedoch unnatürlich aktiv; wir sind ungewollt übereifrig und zeitweise nicht mehr in der Lage zum gesunden regulativen Wechsel in den entspannten Zustand – oft ein ernst zu nehmendes Problem im Alltag. Vielen Menschen ist ihre innere Anspannung und Unruhe bewusst, sie leiden darunter und finden keine Lösung. Immer wieder springt das Verteidigungs- oder Fluchtsystem an. In unserer schnellen, hektischen Welt bleibt wenig Zeit, um das System des ventralen Vagus auf natürlichem Wege zu reaktivieren. Viel zu heftig prasseln die Dinge auf uns ein, in viel zu schneller Folge oder über zu lange Zeit hinweg belasten uns Mobbing, Lärm, Operationen, Verkehrsunfälle, Familienfehden oder Rechtsstreitigkeiten – und damit Grenzverletzungen. Diese negativen Dinge bewertet unser Nervensystem unterbewusst als Gefahr und Angriff und wählt dagegen sein Abwehrmuster – immer mit dem übergeordneten Ziel, unbedingt zu überleben.

Das mag für unseren Alltag weit hergeholt klingen: überleben und das ständige Streben danach. Tun wir das wirklich jeden Tag in jedem Moment, also auch, wenn wir am Arbeitsplatz sind, wenn wir einkaufen, wenn wir Sport machen? Ich kann es verstehen, wenn Ihnen das etwas surreal vorkommt. Dennoch lautet die

Antwort: ja. Denn es geht hier nicht um das ausagierende Kämpfen, sondern um den autonomen Zustand in Ihrem Körper. In jedem Moment unseres biologischen Daseins geht es einzig und allein ums Überleben. Pausenlos wägt unser Hirnstamm, der entwicklungsgeschichtlich älteste Teil unseres Gehirns, ab, ob wir in Sicherheit sind, ob wir kämpfen müssen oder uns verstecken und in Schockstarre verharren sollten. »Überleben« klingt im ersten Moment nach einem dramatischen Kampf, den zwar einige, jedoch die meisten von uns eher nicht als solchen erleben. Von Traumatisierungen Betroffene wissen jedoch genau, was ich meine. Für sie fühlt sich der normale Alltag tatsächlich wie ein wahnsinniger Kampf an. Das hat damit zu tun, dass ihr Nervensystem nahezu durchgehend in höchster Alarmbereitschaft oder eben in Schockstarre ist. In der Sprache der Polyvagal-Theorie würden wir sagen, jene Menschen sind hoch sympathikoton oder vom dorsalen Vagus dominiert. Wer sich nicht an offensichtliche Traumatisierungen in seinem Lebenslauf erinnert, geht in seinem Körper und in der Wahrnehmung der Körpervorgänge jedoch unweigerlich von einem Normalzustand aus, ohne die anderen Optionen zu kennen. Der subjektiv angenommene »Normalzustand« könnte rein theoretisch also jeder der drei bezeichneten Zustände sein.

Um mit den in Teil 3 (ab Seite 124) beschriebenen Übungen entweder dämpfend oder aktivierend auf Ihren Sympathikus einwirken zu können, sollten Sie zumindest grob über seine Anatomie orientiert sein.

Als sogenannter *sympathischer Grenzstrang* verläuft der Sympathikus beidseitig an der gesamten Wirbelsäule entlang. Ähnlich einer Strickleiter bildet er an verschiedenen Stellen Knotenpunkte. Diese Nervenzellansammlungen fungieren als Verteilerstationen. Nachdem die Nervenfasern das Rückenmark verlassen haben, kommt es in diesen Stationen zur Umschaltung von einer Nervenzelle auf die nächste. Die Verteiler nahe der Hals- sowie oberen Brustwirbelsäule versorgen mit weiterlaufenden Nerven den Kopf, den Hals und die Arme. Die Knotenpunkte der Brustwirbelsäule verschalten zum Herzen, zur Speiseröhre, zur Lunge und zum Magen-Darm-Trakt. Die Versorgung der Beine erfolgt über die untere Brustwirbel- sowie die obere Lendenwirbelsäule. Auf diesen Leitungsbahnen erreicht die Reaktionskette des Sympathikus auch die Nebennieren, wo ein eingehender elektrischer Impuls die Ausschüttung von Adrenalin und Noradrenalin auslösen kann. Diese hormonellen Botenstoffe alarmieren daraufhin den Organismus zusätzlich über die Blutbahn, bereiten ihn auf Kampf, Flucht und sonstige Gegenmaßnahmen vor. Genau wie Adrenalin und Noradrenalin wird auch Cortisol in der Nebenniere gebildet.

DIE PUPILLENREAKTION

Die Pupillenreaktion zeigt wie die Verdauungsaktivität, dass der Körper in vieler Hinsicht autonom agiert. Oder können Sie Ihre Pupillen willentlich weit und eng stellen? Der fürs Weitstellen zuständige *Musculus dilatator pupillae,* wird vom obersten Nervenknotenpunkt des sympathischen Grenzstrangs neben der oberen Halswirbelsäule angesprochen. Verspannungen oder Blockaden dort können den Mechanismus stören. Möglicherweise agiert dann der Sympathikus so dominant, dass die Entspannung des Pupillenerweiterers und damit die Pupillenverengung dysreguliert ist.

Die Anpassungsreaktion sehen Sie, wenn Sie in der Dunkelheit vorm Spiegel stehen. Sobald Sie helles Licht einschalten, verengen sich die Pupillen, damit Sie nicht geblendet werden. Wenn Sie es ausschalten, erweitern sie sich, um in der Dunkelheit mehr Licht einzulassen.

Auch manche Medikamente und Drogen können können eine Pupillenerweiterung auslösen. Denken Sie daran, bevor Sie einen Mitmenschen mit weiten Pupillen des Drogenkonsums verdächtigen oder auch versuchen, den Sympathikus durch irgendwelche Maßnahmen zu dämpfen. Möglicherweise steckt die Nebenwirkung eines Medikaments hinter der Pupillenerweiterung, und Ihre Bemühungen zeigen deshalb keine Erfolge.

WIRKUNGSWEISEN DES SYMPATHIKUS

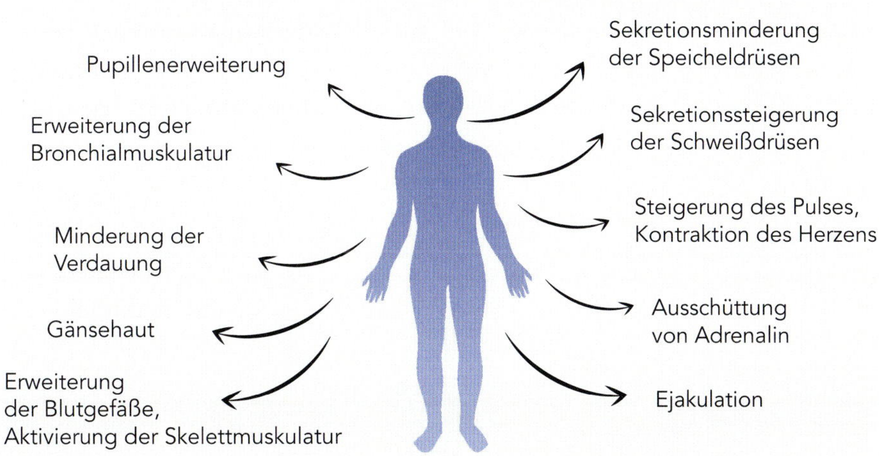

Die Botenstoffe aus den Nebennieren haben weitreichende Wirkungen. Allgemein bringen sie das System kurz- und langfristig in Fahrt, um den Körper zu wappnen. Sie sorgen vor allem für eine Beschleunigung des Herzschlags, den manche Menschen dann sehr stark im Bauch oder im Kopf spüren. Der Blutdruck wird erhöht und die Bronchien erweitert, um für die Skelettmuskulatur mehr Sauerstoff bereitzustellen. Das Blut wird stärker in die für Kampf oder Flucht wichtigen Körperbereiche gepumpt; dafür wird die Durchblutung anderer, momentan nicht existenziell wichtiger Regionen vermindert. Dies geschieht, indem sich die kleinen Hautgefäße zusammenziehen, was gleichzeitig die Verletzungsanfälligkeit herabsetzt. Auch der Verdauungstrakt pausiert, was zum Beispiel der verminderte Speichelfluss zeigt. Viele kennen den vor Aufregung trockenen Mund. Dominiert der Sympathikus länger, können sich Verstopfungen oder krampfartige Bauchbeschwerden einstellen. So lässt sich vielleicht die typische Urlaubsverstopfung erklären. Ein neuer Ort und die Anreise sind für viele stressig und mit Ungewissheiten verbunden. Also ist das System alarmiert, und damit verstärkt der Sympathikus aktiv, und schon gerät die sonst gut funktionierende Verdauung aus dem Ruder. Darüber hinaus steigen die Schweißabsonderung und der Blutzuckerpegel, und die Pupillen werden erweitert (siehe Seite 47).

Die kurzfristige Aktivierung ist physiologisch erwünscht, denn schließlich müssen Kräfte mobilisiert werden, um einen Konflikt zu lösen. Problematisch wird es, wenn zu viele und zu schnell aufeinanderfolgende Ausschüttungen ausgelöst werden und damit Langzeitstressreaktionen eintreten. Die Regenerationsfähigkeit und damit die Möglichkeit, in den ventralen Vagusmodus zu switchen, nimmt ab, und das Nervensystem kann sich im *Sympathikotonus* festfahren. Leider kehrt sich dies bei manchen Menschen nach einiger Zeit um, und ein Mangel an Stresshormonen tritt ein. Dies erklärt die sich häufig anschließenden längeren Erschöpfungszustände. In diesem Regelkreis entsteht der Burn-out: Das auf Dauer gestresste System ist in einer dekompensierten Phase angelangt, und die Autoregulation ist völlig irritiert.

Zurück auf die Autobahn – auf dem Weg ins dorsale System

Wenn Sie sehr zart besaitet sind, überspringen Sie diesen Abschnitt und lesen Sie bei der nächsten Überschrift weiter. Während Sie über den Sympathikus gelesen haben, sind die beiden erwähnten Autofahrer noch immer höchst erregt über die Autobahn gerast. Den gesunden ventralen Vaguszustand hat das autonome Nervensystem beider Autofahrer längst verlassen. Beide sind im Kampfmodus und liefern sich nun ein Rennen. Obwohl der vorausfahrende Autofahrer guter Dinge war, hat er sich von dem Drängler anstecken lassen. Oft geschieht das unterbewusst, und auch wenn es hochgefährlich ist, liebt das Nervensystem ausgerechnet diesen Adrenalinkick. Der Verstand scheint in solchen Momenten abgeschaltet, und der ventrale Vagus hat gegen die aktivierte, aber eben pervertierte »Überlebensenergie« keine Chance. Was sollte hier jetzt in einem sachlichen Gespräch verhandelt werden? Sicherlich kennen Sie ähnliche Momente aus Ihrem Leben. Wenn jemand in Ihrer Nähe hektisch ist, werden Sie es auch, obwohl Sie das gar nicht wollen, und wenn jemand neben Ihnen eine sehr beruhigende Ausstrahlung hat, beruhigen Sie sich ebenfalls. Dieser Ansteckungsmechanismus führt dazu, dass Situationen wie in unserem Beispiel eskalieren. Der eigentlich vernünftige vordere Fahrer verliert schließlich die Kontrolle über sein Auto, fährt in den Straßengraben und verletzt sich am Kopf. Die Airbags lösen mit einem Knall aus, und dann zieht sein autonomes Nervensystem, dem das längst alles zu viel ist, die Notbremse und lässt ihn ohnmächtig werden. Augenblicklich sackt er in sich zusammen, sein Atem wird ganz flach. Er lebt, aber der dorsale Vagus beherrscht seinen Körper durch den Totstellreflex. Das ist der Moment des größten Schocks.

So etwas auch nur zu lesen kann schon unangenehme Gefühle auslösen. Deshalb lade ich Sie, bevor wir das System des dorsalen Vagus beleuchten, wieder zu einer kurzen Zwischenübung ein.

ORIENTIERUNGSPAUSE

Besonders wenn Sie ein sehr fragiles Nervenkostüm haben, machen Sie sich bewusst, dass Sie in diesem Moment in Sicherheit sind. Erspüren Sie das Sitzmöbel oder den Boden. Lassen Sie Ihre Augen umherschweifen und einen Moment dort verweilen, wo es Ihnen gerade angenehm ist. Vielleicht sind das Blumen vor dem Fenster, ein schönes Kissen oder ein Bild an der Wand. Wo auch immer Ihre Augen in diesem Moment hinwandern möchten, gönnen Sie sich dafür einen Moment Zeit. Wenn Sie mögen, strecken und recken Sie sich ein wenig, bevor Sie weiterlesen.

1.4

Der dorsale Vagus: Notsystem für Schockstarre oder Unterwerfung

Der dorsale Vagus wird besonders durch unangenehme Körpergefühle spürbar. Er regiert das letzte der drei autonomen Reaktionsmuster und zeigt sich eindrucksvoll durch ein Shutdown-Phänomen des Körpers. Doch er fungiert nicht ausschließlich als Notbremse; mit seiner Fähigkeit, tiefe Entspannung im Organismus herbeizuführen, ist er ebenso für die Verdauung zuständig. Im Fall einer Vergiftung kann er die Notentleerung per Durchfall oder Erbrechen auslösen. Wird jedoch die Bedrohung zu groß, übernimmt er als reiner Notfallmechanismus. Die Verhaltensmuster Abspaltung, Rückzug und Erstarrung sind typisch für ihn. Er kann auf körperlicher Ebene einen Schockzustand oder auf der Verhaltensebene eine Unterwerfungsgeste aktivieren. Auf überbordenden Stress reagiert unser autonomes System immer dann mit diesen Mustern, wenn Kämpfen und Fliehen keine Option sind. Nichts geht mehr außer sich verkriechen, verstecken und möglichst unsichtbar machen. Im Extremfall folgt, wie in unserem Beispiel, die Ohnmacht.

Entwicklungsgeschichtlich ist das dorsal-vagale das urtümlichste der drei autonomen Reaktionsmuster, das wir auch als *Totstellreflex* bezeichnen und das eintritt, wenn unser Leben in ernsthafter Gefahr ist oder zu sein scheint. Sämtliche körperlichen Abläufe werden mit dem Ziel des Überlebens auf ein absolutes Minimum heruntergefahren. Die Atmung und der Herzschlag verlangsamen sich, und auch ohne Kreislaufkollaps sind Betroffene kaum noch zu irgendeiner sinnvollen Handlung in der Lage. Ihr Kopf fühlt sich an wie aus Watte, sie kommen sich vor wie hinter einer Wand oder im Nebel, also abgespalten von sich und der Wirklichkeit. In diesem desorientierten Zustand fällt es schwer, irgendwelche Informationen aufzunehmen oder gar ein Gespräch zu führen. Menschen in diesem Zustand fühlen sich außerdem oft im Stich gelassen.

Doch nicht jeder Moment im Modus des dorsalen Vagus äußert sich mit körperlicher Ohnmacht. Abspaltungen können sich auch in Missempfindungen einzelner Finger bis zur Gefühllosigkeit im ganzen Körper oder Abspaltung von Erinnerungen zeigen (zur Extremform *Dissoziation* siehe Seite 102f. und Seite 105).

Der dorsale Vagus lässt uns erblassen, denn um die Grundfunktionen von Herz und Gehirn zu erhalten, wird das Blut zentralisiert und damit für die in diesem Moment für das Überleben notwendigen Organe reserviert. Kurzfristig kann sich der dorsale Vagus zeigen, wenn uns das Herz sprichwörtlich in die Hose rutscht. Dominiert er langfristig, herrschen oft Hilflosigkeit, Hoffnungslosigkeit und Sinnentleerung. Es ist der dorsale Vagus, der uns in die Arbeitsunfähigkeit treibt, uns alles hinschmeißen lässt, uns die Zuversicht raubt und Beziehungen platzen lässt. Da er die beiden anderen Systeme überstimmt, passieren im Leben durchaus suspekte Sachen, die vor allem Mitmenschen schwer nachvollziehen können. Rationales Denken ist kaum mehr möglich. Der dorsale Vagus lässt uns vor Scham im Boden versinken und in der Opferhaltung verharren. Er lässt uns sagen: »Das Leben macht mit mir, was es will. Ich kann nichts, und ich habe sowieso keine Wahl.« Doch die gute Nachricht: Auch ein scheinbar völlig festgefahrener Zustand kann sich wandeln. Selbst wenn ein Mensch im Modus des dorsalen Vagus steckt und damit sein Körper in größter Erstarrung, kann er unabhängig von der auslösenden Ursache diesen Zustand mit entsprechender Unterstützung verlassen. Wie das theoretisch gelingen kann, schauen wir uns an einem von vielen möglichen Fällen an.

Kehren wir dafür zurück zu unserem verunfallten Autofahrer. Mit seinem Auto ist er im Straßengraben gelandet. Obwohl er noch nicht bei sich ist, nimmt sein Gehirn schon den Duft eines nahen Rapsfelds wahr, den es kennt. Noch bevor er aufwacht, erinnert er sich unterbewusst an die tolle Radtour, die er mit seiner Freundin kürzlich unternommen hat – ein positiver Trigger. Sind diese bewusst gesetzte oder eingeübte Reiz-Reaktions-Ketten, werden sie auch Anker genannt. Das liebliche Singen der Vögel aktiviert die Sinne des Autofahrers positiv. Er wacht langsam aus seiner Ohnmacht auf. Weil laut der Polyvagal-Theorie die autonomen Zustände hierarchisch agieren, muss er nun auf körperlicher Ebene durch den Kampf- oder Fluchtmodus durch, um in den ventralen Vagusmodus zu gelangen. Der Fahrer fängt mächtig an zu zittern; dieses Phänomen kennen mit Sicherheit viele von Ihnen. Die Muskeln müssen die bereitgestellte hohe Energie nach der Bedrohung entladen. Dann will er los und versucht sich aufzurichten, doch er ist immer noch am Zittern. Diesen Entladungsvorgang sollte man als Helfer am Unfallort keinesfalls zu unterbrechen versuchen, sondern mit

Mitgefühl begleiten und abwarten. Der Autofahrer ist sich ziemlich sicher, dass er genau jetzt nach Hause laufen muss, denn nachher hat er noch Dienst, da wird er schließlich gebraucht. Er kommt also wieder ins Funktionieren – ein Zeichen, dass nun der Sympathikus aktiv ist. Mittlerweile sind Unfallhelfer eingetroffen. Natürlich sind alle wahnsinnig aufgeregt – genau wie der Betroffene – und aufgrund des Anblicks und der Situation ebenfalls im Kampf- oder Fluchtmodus. Schon das Anschauen stresst natürlich das Nervensystem der Beobachter. Als Ersthelfer am Unfallort muss man sich selbst regulieren, so gut es eben geht. Wie es der Zufall will, findet sich eine junge Psychologin, die nach der Polyvagal-Theorie geschult ist. Neben den bekannten Ersthelfermaßnahmen formuliert sie, dem jungen Mann nun zugewandt, einen ganz wichtigen Satz: »Sie hatten einen Unfall, und ich bleibe jetzt bei Ihnen, bis es Ihnen besser geht.«

Hier wird vor allem ruhiger, mitfühlender Kontakt gebraucht, der Sicherheit vermittelt, denn das eine Nervensystem steckt das andere an, und so braucht jeder Mensch zur Regulation nach einer stressigen Situation eine vom ventralen Vagus regulierte Kontaktperson. Also bleibt sie bei ihm sitzen, hält nach Rücksprache seine Hand und spricht mit beruhigender Stimme. Ganz langsam lässt sich sein Nervensystem davon anstecken. Nun spürt auch sein Körper, dass er in Sicherheit ist. Er sucht den Blickkontakt zu der Helferin und findet auch irgendwann seine Sprache wieder.

1.5

Die normale Erregungskurve im Nervensystem

Sie haben nun schon viel über die drei autonomen Systeme erfahren und wissen nun, dass es zur Nervenfunktion des Menschen gehört, von einem Zustand in den nächsten zu wechseln. Das heißt, das für Entspannung zuständige parasympathische System drosselt im Fall einer Bedrohung seine Aktivität und gestattet dem Organismus, Energie bereitzustellen, um sich damit zur Wehr zu setzen. Wird allerdings die Bedrohung zu extrem, stagniert dieser Mechanismus der Kraftmobilisation urplötzlich, und es kommt zur Erstarrung. Das gesunde Auf- und Abschwingen zwischen hoher und niedriger Erregung und dem stabilen Zustand heiterer Gelassenheit ist völlig normal.

Daniel J. Siegel, Professor für Psychiatrie an der University of California, hat für den weiten Bereich dieser gesunden Funktionsfähigkeit den Begriff *window of tolerance* geprägt, womit jenes Toleranzfenster gemeint ist, in dem wir als Person agieren, uns entfalten, Altes verarbeiten und Neues dazulernen können. Wer oder was auch immer in unser Leben tritt, wir können allen Umständen mit Flexibilität und Gelassenheit begegnen, solange wir uns im Toleranzfenster befinden. Diesen Zustand sehen Sie auf der linken Seite der Grafik dargestellt:

DAS TOLERANZFENSTER

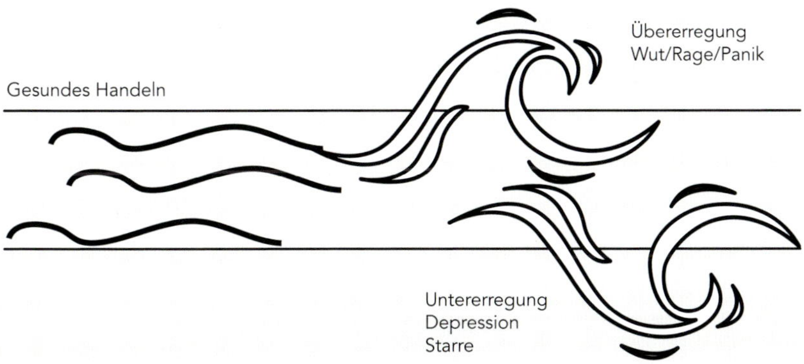

Immer dann aber, wenn der Körper und sein Nervensystem überwältigt werden, endet das natürliche Schwingen innerhalb dieses Fensters, und das System bleibt in einem autonomen Muster stecken – entweder im Zustand hoher Erregung oder im Shutdown, den die rechte Hälfte der Grafik zeigt. Dies kann Wochen, Monate oder sogar Jahre anhalten und sich für manche wie der Normalzustand anfühlen, weil sie gar nichts anderes kennen. Das trifft besonders dann zu, wenn die Bedrohung in der Kindheit lag und das gesamte Verhalten daher auf diesen Erfahrungen aufbaut. Das ist der Moment, ab dem man von einem *Trauma* und den damit verbundenen *Traumafolgestörungen* spricht.

Laut Definition von Peter A. Levine sitzt das Trauma nicht im Ereignis, sondern im Nervensystem. Bleibt der Organismus im hohen Ladungszustand hängen, dominiert das System des Sympathikus. Dies geschieht autonom, und niemand wählt das freiwillig. Das ist interessant und wichtig zu wissen, denn sehr oft verlangen oder wünschen wir uns von Mitmenschen, dass sie sich entspannen sollen. Das können sie eben oftmals nicht, denn sie stecken in einem Reaktionsmuster fest. Dann zeigen sich drastische Symptome wie starke Anspannung, unspezifische Ängstlichkeit, konkrete Angst, Wut, Aggressionen, Panik, Kontrollverlust oder ein generalisiert manischer Zustand. Aus Gefühlsqualitäten werden Lebensmuster und aus diesen wiederum Diagnosen. »Ich komme da einfach nicht mehr raus«, heißt es dann oft.

Andererseits kann das Nervensystem in Schockstarre einrasten, das heißt unterhalb des Toleranzfensters. Auch dies geschieht autonom und gegen den Willen des Betroffenen. Dann zeigen sich ausgeprägte Müdigkeit, Antriebslosigkeit, Leeregefühl und Hoffnungslosigkeit. Schulmedizinisch wird dieser Zustand oft als *Depression* bezeichnet. Unter diesem Aspekt nützt es nicht viel, jemand anderen oder sich selbst dazu aufzufordern, sich zusammenzureißen oder sich einfach mehr anzustrengen. Das autonome Nervensystem ist in Not und muss erst wieder in den sicheren Toleranzbereich, bevor sich die alltäglichen Aktivitäten wieder entfalten können.

DEPRESSION

Depression ist der Wortbedeutung nach Niedergedrücktheit oder Niedergeschlagenheit, die als akut-temporärer Zustand oder auch als chronisches Leiden auftritt. Die Vielschichtigkeit der Symptome lässt nicht immer gleich eine sichere Diagnose zu. Oft bleiben Depressionen lange unerkannt, denn sie können sich sowohl körperlich als auch psychisch zeigen. Grundlegend äußert sich ein depressiver Zustand durch längere schwer oder gar nicht zu überwindende Traurigkeit und Antriebslosigkeit oder allgemeine Schwäche.

Laut dem Internationalen Klassifikationssystem der Weltgesundheitsorganisation *(ICD-10)* lassen sich mehrere Erscheinungsformen von Depressionen unterscheiden. Einmalig auftretende *depressive Episoden* können in leichter, mittelgradiger oder schwerer Form vorkommen. Tauchen solche Phasen wiederholt auf, diagnostiziert man *rezidivierende depressive Episoden.* Wechselt die Stimmung extrem zwischen Phasen von Manie (»himmelhoch jauchzend«) und Depression (»zu Tode betrübt«), liegt eine *bipolare affektive Störung* vor – früher »manisch-depressiv« genannt. Häufige Symptome von Depressionen sind

- Niedergeschlagenheit, Traurigkeit,
- Hoffnungslosigkeit,
- Antriebsminderung, Antriebslosigkeit,
- Interesselosigkeit,
- Schlafstörungen, morgendliche Krisen,
- allgemeine Schwäche, Kraftlosigkeit,
- Konzentrationsschwierigkeiten,
- Merkfähigkeitsstörungen,
- Schmerzen und Empfindungsstörungen,
- Wertlosigkeitsgefühl,
- Suizidgedanken.

Fühlen Sie sich betroffen und möchten reden oder suchen akut Unterstützung, scheuen Sie sich nicht, eine der kostenfreien Hilfe- oder Krisentelefonnummern zu wählen: **TelefonSeelsorge® 0800/111 0 111** (24 Stunden erreichbar) oder **Nummer gegen Kummer für Kinder und Jugendliche 116 111** (montags bis samstags 14 bis 20 Uhr) oder **Nummer gegen Kummer Elterntelefon 0800/111 0 550** (montags bis freitags 9 bis 17 Uhr, dienstags und donnerstags bis 19 Uhr).

Leider können wir nicht mit einem Fingerschnippen sämtliche Symptome und Verkettungen wegzaubern. Heilung von einem Trauma braucht viel Zeit und Geduld. Der Weg ist das Ziel, und dieser verläuft aus der Fixierung zurück ins gesunde Schwingen. Die Übungen in Teil 3 (ab Seite 124) dienen zum Trainieren der Regulation. Nur ein zur Regulation ins Toleranzfenster hinein fähiger Organismus kann ungeklärte Konflikte überhaupt verarbeiten. Ein Mensch, der sich nur oberhalb oder unterhalb des Toleranzfensters befindet, wird sich auch in der Therapie mit den Strategien durchzukämpfen versuchen, die zu seinem jeweiligen autonomen Zustand gehören. Vielleicht eröffnet sich mit der Kenntnis der Polyvagal-Theorie für den einen oder die andere doch wieder eine Perspektive, wo sie verloren geglaubt war. Perspektiven lassen sich wechseln, doch dazu braucht es die Arbeit an der Schnittstelle von Körper und Geist und nicht nur die, sondern auch das Wissen und das Vertrauen, dass es vor dem Trauma eine Zeit ohne die Symptome, Überlebens- und Vermeidungsstrategien gegeben hat. Vielleicht war das eine Zeit ohne Angst oder eine Zeit, zu der Burn-out oder Depression immer nur die anderen hatten. Es kann hilfreich sein zu verstehen, dass Traumasymptome und die oft belastenden Verhaltensweisen kollektive oder transgenerationale Gründe haben, also ererbt sein können, und dass es legitim und wichtig ist, nach der eigenen Identität zu suchen. Vielleicht ist es hilfreich, wenn wir nun konkret in das Thema Trauma einsteigen.

1.6

Die Inflation der Traumata – Trauma geht uns alle an

Das Wort »Trauma« ist in aller Munde, aber die Ambivalenz gegenüber einem Begriff könnte kaum größer sein. Ist es eher trendig, sich alles ganz genau und bis zu den Urahnen anzuschauen, oder schweigt man besser über das düstere Thema, um Stigmatisierungen zu umgehen? Kann es uns als Gesellschaft gelingen, das Thema mit seinen gesamten Facetten so zu beleuchten, dass allen und der echten Heilung gedient ist? Für den Einzelnen, für die Gesellschaft, aber auch international? Traumafolgestörungen im Licht der Polyvagal-Theorie zu betrachten eröffnet die Chance, eine gemeinsame Sprache zu sprechen. Als biologische Wesen funktionieren wir alle gleich – unabhängig von Herkunft, Hautfarbe und Gesinnung. Trauma ist längst nicht mehr nur die schwer zugängliche Kapsel der Psychotherapie, an die sich kaum einer herantraut und an der nur eine kleine Zahl erlesener Fachleute arbeiten darf. Trauma mit all seinen Facetten ist Alltagsgeschehen, zeigt sich auf vielerlei Art und erzeugt unablässig weitere Traumatisierungen. Schon zum Zweck der Prävention besteht hoher Handlungsbedarf.

Was auf der einen Seite noch recht verborgen scheint, erfährt in anderer Hinsicht große Aufmerksamkeit. Schnell kommt den Menschen mittlerweile über die Lippen: »Ich habe bestimmt ein Trauma.« Doch was genau ist das eigentlich? Noch viel zu wenig verbreitet ist das Wissen, was der Begriff für Betroffene, für deren Angehörige und die Gesellschaft als Ganzes bedeutet. Noch viel zu sehr ist der einzelne Mensch mit seinem individuellen Schicksal und seinen Symptomen samt Schuld und Scham isoliert, und noch viel zu wenig bringen wir unser aller Geschichten in das gemeinsame Bewusstsein ein.

Sosehr ich die Offenheit gegenüber diesem Thema schätze, so sehr möchte ich dennoch uns alle zur Achtsamkeit anregen und davor warnen, sich selbst oder anderen voreilig Diagnosen zu stellen oder den Traumakontext verbal auszuleiern. Jede traumatisierte Person braucht sinnvolle, intensive und kompetente Unterstützung durch Fachpersonal, aber auch von verständnisvollen Kollegen,

Freunden und Bekannten. Jedes Abwerten einer Diagnose, jedes Absprechen oder Beschönigen von Symptomen kann den Zustand von Traumatisierten massiv verschlechtern und die Heilung um Jahre verzögern.

Grundsätzlich gilt: Jede Traumafolgestörung kann als Regulationsstörung betrachtet werden, was die Chance auf Veränderung und auch auf vollständige Integration des Erlebten eröffnet. Dr. Laurence Heller formuliert optimistisch: »In uns allen gibt es eine Kraft, die spontan nach Kontakt, Gesundheit und Lebendigkeit strebt.« In der Osteopathie bezeichnet man diese Kraft als *Potency,* der es Zeit und Vertrauen einzuräumen gilt, damit sie wirken kann. Wir müssen dieser Kraft erst einmal die Möglichkeit geben, sich zu entfalten. Sensibel muss herausgearbeitet werden, welchen Weg sie nehmen möchte, denn dieser kann bei jedem einzelnen Patienten etwas anders verlaufen. Manchmal beginnt er mit einem ersten, kaum sicht- oder fühlbaren Millimeter, den man suchen muss. Mal verläuft der Weg durch die Ruhe, mal durch die Bewegung, aber auf keinen Fall sozusagen mechanisch durch kraftvoll von außen eingebrachte oder aufgepfropfte Hilfe. Das bedeutet für die Therapie, dass die Verarbeitung von Traumata und die Abwicklung von Traumafolgestörungen ruhige Präsenz, Wissen und Fingerspitzengefühl erfordern.

Der wichtigste Prozess ist, ein Trauma und die daraus resultierenden Folgestörungen als solche zu benennen und anzuerkennen. Besonders das Anerkennen und zunächst geduldige Dasein-Lassen der Traumasymptome stellt Beziehungen, Familien und Teams vor große Herausforderungen. Ein Trauma mit all seinen Facetten zu verarbeiten verlangt Solidarität und Verständnis des Umfelds. Das ist wirklich nicht immer leicht und kann sogar zu sekundären Traumatisierungen von Angehörigen oder Therapeuten führen, worauf ich später genauer eingehen werde. Sobald sich der Betroffene in einem Zustand von Sicherheit und Anerkennung weiß, können wirksame Therapien und Verarbeitungsprozesse in Gang gesetzt werden. Dieses Setting für Betroffene aufzubauen erfordert so etwas wie ein gesellschaftliches Toleranzfenster. Solange Ausgrenzung und Kategorisierung von Verhaltensauffälligkeiten stattfinden, ist keine echte persönliche oder gesellschaftliche Heilung möglich. Der Aufbau dieser Sicherheit darf nicht etwa gleichgesetzt werden mit der Selbstaufgabe von Angehörigen oder Therapeuten, aber die Grenzen verschwimmen bisweilen. Nur mit ausreichend ausgeprägtem Selbstmitgefühl können wir die Qualität entwickeln, auch anderen mitfühlend zu begegnen und damit Stück für Stück unser gesellschaftliches Toleranzfenster auszuweiten.

Die manchmal zerstörerische Kraft, die sich hinter Traumasymptomen verbergen kann, ist nie angenehm. Die darauf aufbauende Ablehnung und Ausgrenzung sowie der resultierende Rückzug der Betroffenen verstärken die Problematik. Traumapatienten suchen oft lange nach passenden Therapeuten und zumeist vergeblich nach Verständnis im eigenen Umfeld. Das Modell der Polyvagal-Theorie erzeugt sehr viel hoffnungsvolle Dynamik in Bezug auf Traumata – eine Problematik, die lange Zeit als so etwas wie das heiße Eisen der Therapie und der Gesellschaft galt. Ganz unabhängig davon, ob Sie selbst betroffen oder Angehöriger sind, lade ich Sie nun wieder zu einer kleinen Übung ein.

SELBSTMITGEFÜHL

Setzen oder legen Sie sich bequem hin. Schalten Sie für einen Moment alle inneren Stimmen und Weisheiten aus, die Ihnen einflüstern wollen, dass Sie eine spezielle Haltung einnehmen müssten, damit die Übung wirkt. Sie wirkt vor allem, wenn Sie es sich in diesem Moment *aus Ihrem tiefsten Inneren* vollkommen gemütlich machen. Erlauben Sie sich, zu sein, wie Sie gerade sind, und spüren Sie direkt, wie gut das tut. Erlauben Sie sich außerdem, sich von den Kategorien »falsch« und »richtig« zu lösen. Viele Dinge sind einfach so, wie sie sind: weder falsch noch richtig. Schließen Sie die Augen und atmen Sie einmal wohlig ein und ganz in Ihrem Tempo entspannt wieder aus. Lassen Sie nun den folgenden Satz mehrmals innerlich erscheinen: »Ich bin, und so, wie ich bin, bin ich wertvoll.« Ohne zu viel von sich zu verlangen, spüren Sie dem angenehmen Gefühl nach, das sich von allein einstellt: Sie müssen nichts und dürfen einfach nur sein. Tauchen innere Zweifel, Bewertungen, Stimmen oder etwas anderes auf, schließen Sie all diese Dinge in den Satz mit ein. Vielleicht lautet er dann etwa so: »Da ist ein wenig Zweifel. Ich bin okay, und auch mit diesem Zweifel bin ich wertvoll.«

In dieser Übung geht es darum, für sich selbst die Dinge anzuerkennen, die zu Ihnen gehören und die Sie als Mensch ausmachen. Erst wenn wir mit uns selbst im Reinen sind, all unsere Macken und Eigenarten anerkennen, annehmen und wertschätzen, können wir genau das auch an andere weitergeben. Widmen Sie sich 2 bis 5 Minuten lang dieser Übung.

1.7

Was ist ein Trauma?

Bereits oft ist das Wort »Trauma« hier und sicherlich auch anderswo in Ihrem Leben gefallen, und es ist allgemein viel von Trauma und Traumatherapie die Rede. Die Forschungen rund um das Thema haben in den letzten Jahrzehnten große Fortschritte gemacht, doch immer wieder herrscht Unsicherheit bezüglich wichtiger Fragen: Korreliert jede Erkrankung mit einem Trauma? Habe ich ein Trauma? Ist das Symptom, das Verhalten, das ich habe, eine Traumafolge? Zur Klärung lohnt es sich, die einschlägigen Begriffe genauer anzuschauen. Das kann Ihnen helfen, eine Einordnung für sich oder für andere zu finden.

Das Wort »Trauma« stammt aus dem Griechischen und bedeutet nichts anderes als »Wunde«. Medizinische Lexika definieren den Begriff in etwa so: »Trauma« bedeutet Verletzung und damit Gewalteinwirkung im körperlichen oder psychischen Sinne. Die Definition für traumatische Ereignisse im internationalen Katalog der WHO zur Klassifizierung von Krankheiten *ICD-10* (International Statistical Classification of Diseases and Related Health Problems) ist weiter gefasst und lautet folgendermaßen: »Ein belastendes Ereignis oder eine Situation außergewöhnlicher Bedrohung oder katastrophenartigen Ausmaßes, die bei fast jedem eine tiefe Verzweiflung hervorrufen würde. Hierzu gehören eine durch Naturereignisse oder von Menschen verursachte Katastrophe, eine Kampfhandlung, ein schwerer Unfall oder Zeuge des gewaltsamen Todes oder selbst Opfer von Folterung, Terrorismus, Vergewaltigung oder anderer Verbrechen zu sein.«

Laut Peter A. Levine, einem Psychologen und Traumaexperten aus den USA und Begründer der Methode *Somatic Experiencing*® (siehe Seite 11) entsteht ein Trauma, wenn der Organismus in seiner Fähigkeit überfordert ist, Erregungszustände zu regulieren. Ein Trauma entsteht mithin als Antwort des Nervensystems, so Levine, und ist damit ein Zustand des Nervensystems. Damit meint er die drei hauptsächlich beschriebenen autonomen Zustände der gesunden Verbundenheit, das System von Kampf oder Flucht sowie die Schockstarre. Keineswegs bezeichnet er das äußere Ereignis selbst als das Trauma. Dieses wiederum ist nur der Auslöser der autonomen Reaktion.

Die Antworten des Nervensystems bezeichnet man als *Traumafolgestörungen*, von denen einige als alleinstehende Diagnosen im *ICD-10* aufgeführt sind, so zum Beispiel die PTBS (posttraumatische Belastungsstörung; siehe dazu ab Seite 68), Depressionen (siehe Seite 55), verschiedene Schmerzzustände, Migräne und einige mehr. Nicht immer tauchen diese Diagnosen im Kontext von Traumata auf. Andere Begriffe, zum Beispiel der Burn-out, harren der Aufnahme in diese Liste, erscheinen jedoch nur als Faktoren, die die Gesundheit beeinflussen.

Aus polyvagaler Sicht ist es nicht entscheidend, ob eine etablierte Diagnose gegeben ist und wie sie lautet; viel interessanter ist die Frage, in welcher Form die Regulation stecken geblieben ist und wie sie wieder in Fluss kommen kann. Für die Kostenübernahme hingegen ist es sinnvoll, eine gewisse Kategorisierung vorzunehmen, denn nur wenn eine klare Diagnose vorliegt, können Kostenträger wie Krankenversicherungen eine Therapie finanzieren.

Nicht jeder, der eine traumatische Situation durchlebt hat, entwickelt danach automatisch Traumafolgestörungen. Und nicht jeder mit den Symptomen von Traumafolgestörungen hat ein Trauma erlebt, denn es gibt mannigfaltige Ursachen für die einschlägigen körperlichen oder mentalen Symptome. Um diese soll es jedoch hier nicht gehen; vielmehr möchte ich die Aufmerksamkeit auf all jene Dinge unseres Alltags lenken, die traumatisierend wirken oder sich als Traumafolge darstellen können.

1.8

Welche Arten von Traumata gibt es?

Die moderne Psychotraumatologie hat in den letzten Jahrzehnten spezifische Klassifizierungen in Bezug auf die Traumakategorien erarbeitet, also auf die verschiedenen Arten von Traumata. Auf diese möchte ich im Folgenden eingehen.

Das Schocktrauma

Ein Trauma, das schlagartig und mit unfassbarer Macht oder Wucht eintritt, bezeichnet man als *Schocktrauma*. Beispiele sind geplante oder auch Notfalloperationen, Verkehrs-, Sport-, Arbeits- oder sonstige Unfälle, der Verlust eines nahestehenden Menschen oder eines Haustiers, kleinere oder größere Überfälle, versuchte oder ausgeübte sexuelle Übergriffe, Einbrüche oder schwere, vor allem lebensbedrohliche Erkrankungen. Das Schocktrauma dürfte die Art von Trauma sein, welche die meisten im Sinn haben, wenn es um das Thema Trauma geht oder wenn sie das Wort »Trauma« hören oder benutzen.

Die Reaktionen auf belastende Ereignisse sind individuell verschieden und hängen von mehreren Faktoren ab, zum Beispiel von der individuellen Verletzbarkeit, von der Art und Schwere des Geschehens, aber ganz besonders von den Bewältigungsstrategien des Betroffenen. Durch Menschen verursachte Traumata hinterlassen die Betroffenen meistens mit einem extremen Vertrauensverlust, der nur schwer oder erst nach sehr langer Zeit regulierbar ist. Selbst wenn es vielleicht in der Situation oder in der Person begründete Erklärungsversuche gibt, lässt sich tief im Innersten nur sehr schwer verstehen, warum man selbst in die auslösende Situation geraten ist. Das fragen sich zum Beispiel Opfer von Mobbing in Beruf und Schule, Opfer von häuslicher oder ritueller Gewalt. Die grundsätzlich vorhandene, aber beschädigte Fähigkeit zu vertrauen erschwert enorm die Wiederherstellung und kann sämtliche Bindungsbeziehungen mit den Mitmenschen beeinträchtigen oder zerstören. Dennoch ist eine Regeneration immer möglich – vor allem durch gesunde, vertrauensvolle Beziehungen. Wenn Sie also jemanden kennen, der durch eine oder mehrere Personen traumatisiert worden ist, dann nehmen Sie es nicht persönlich, wenn er oder sie sich immer wieder misstrauisch zeigt. Auch wenn es sich so anfühlt, hat es höchstwahrscheinlich überhaupt nichts mit Ihnen zu tun. Ihr Wissen darum kann für diese Beziehung die Rettung sein, denn wenn Sie sich nicht abwenden und damit dem Betroffenen eine weitere Enttäuschung ersparen, profitieren beide Beteiligten und die Beziehung.

In Bezug auf unsere Gesellschaft könnte man bei dieser Definition vermuten, dass Schocktraumata eine eher kleine Gruppe betreffen, etwa Menschen, die als Soldaten oder als Zivilisten von einem Einsatz zurückkehren, oder Personen, die lebensbedrohliche Katastrophen erlebt haben. Für den Laien geht es um eine nicht greifbare Menge von Menschen, denn Traumata sind nicht auf den ersten Blick erkennbar. Über ein gebrochenes Bein, das ja auch eine Traumafolge ist, würde keiner streiten; bei psychischen Traumata ist das anders. Grundsätzlich sind viel mehr Menschen von Traumata betroffen, als man allgemein annimmt, und nur die wenigsten von ihnen verknüpfen ihre Symptome selbst mit diesem Begriff. Zudem fristen nicht nur einzelne Betroffene, sondern ganze Berufsgruppen mit ihren teils schwerwiegenden dienstbedingten Erkrankungen so etwas wie ein posttraumatisches Einzelkämpferdasein. Oft sehen sie sich mit dem Vorwurf konfrontiert, sich ihren Beruf oder ihre Aufgabe freiwillig ausgesucht zu haben, und schließlich bekämen sie doch gutes Geld. Im Dienste der Gesellschaft – im Schadensfall auf sich selbst gestellt. Ich denke da an Polizisten, Soldaten, Sanitäter, Pflegekräfte, Ärzte, Therapeuten, Lehrer, Taxifahrer, Verkäufer und viele mehr, für die überwältigende Ereignisse Teil des Tagesgeschäfts sein können.

Sekundäre Traumatisierung

Vor allem im Zusammenhang mit Schocktraumata, aber nicht nur mit diesen, gibt es den Typ der *sekundären Traumatisierung,* die auch als Co- oder indirekte Traumatisierung bezeichnet wird. Damit ist gemeint, dass das primäre Trauma die Person selbst nicht betrifft, sie jedoch im Sinne einer Überwältigung involviert ist. Dies betrifft vor allem beobachtende oder helfende Personen wie Polizisten, Sanitäter und Feuerwehrleute, aber auch Pflegekräfte. Eine ganz große Gruppe bilden alle anderen helfenden Berufe, die aufgrund von bildhaften und umfangreichen verbalen Schilderungen Zeuge von traumatischen Geschehnissen werden können. Dazu zählen sämtliche Körper- und Traumatherapeuten, Ärzte,

Seelsorger, Trauerbegleiter, Coaches, Fitnesstrainer sowie auch nichtmedizinisch Tätige wie Angestellte bei Kostenträgern oder auch im Bereich Kosmetik oder Friseure, zu deren Arbeit vertrauensvolle Gespräche gehören. Menschen, die neben dem eigentlich Betroffenen beruflich oder privat in ein Trauma involviert werden, entwickeln möglicherweise selbst Symptome im Sinne von akuten Belastungsreaktionen oder -störungen: Es kann schon ausreichen, traumatische Inhalte erzählt zu bekommen, um selbst davon überwältigt zu werden und mit der Palette posttraumatischer Symptome zu reagieren.

Eine Metaanalyse untersuchte diese Thematik im Hinblick auf Psychologen, die ihre traumatherapeutische Tätigkeit beim Militär ausüben. Sie wertete Ergebnisse von Studien der Universität von Colorado, der Warschauer Schule für Sozial- und Geisteswissenschaften sowie der Universität von Texas aus. Im Ergebnis der Analyse zeigt sich, dass annähernd jeder Fünfte dieser Psychologen von solch einer sekundären Traumatisierung betroffen war.

Hier wird deutlich, wie wichtig die Kenntnis des eigenen vegetativen Nervensystems und die regulatorische Arbeit damit für jeden von uns ist. Besonders gegen sekundäre Traumafolgen lässt sich durch Selbstregulation präventiv eine ganze Menge erreichen. Wahrscheinlich habe nicht nur ich die Vision, dass das Wissen um die eigene Regulation sowie geeignete Übungen und Ansätze längst schon ein Schulfach in der Regel-, aber auch in jeder Berufsfachschule bilden sollten, um genau diese sekundären Traumatisierungen einzudämmen beziehungsweise den Umgang damit zu lehren.

Frühe Traumata: Entwicklungstrauma und Bindungstrauma

Die Begriffe *Entwicklungstrauma* und *Bindungstrauma* lassen sich nicht eindeutig voneinander abgrenzen, denn sie sind miteinander verwoben. Diese Traumata sind nicht immer wie das Schocktrauma klar und eindeutig auf einen Moment zurückzuführen. Häufig dauern die das Kindeswohl gefährdenden Umstände über Jahre an, und oftmals besteht keine bewusste Erinnerung daran.

Von einem Entwicklungstrauma kann man bei Folgen von Überwältigungen, also körperlicher oder seelischer Vernachlässigung, Misshandlungen und Missbräuchen bis zum 18. Lebensjahr sprechen. Dazu zählen sämtliche Ereignisse und Umstände, die das Kindeswohl gefährden. Dies können physische, emotionale oder auch erzieherische Vernachlässigung, das Aussetzen in einer gefährlichen Umgebung oder das Unterlassen von Beaufsichtigung sein. Um uns als Baby und damit als Neuankömmling in der Welt zu orientieren, zu regulieren und gesunde Grenzen zu entwickeln, brauchen wir unbedingt die Sicherheit und Geborgenheit einer gesunden Bindungsbeziehung. Diese gestaltet sich am allerbesten, wenn die Bezugsperson ventral-vagal agiert und sich in der Regel im oben beschriebenen Toleranzfenster bewegt (siehe Seite 53).

Lebensphasen, in denen Schutzbedürftige noch abhängig sind von der Bindungsbeziehung, werden zur absoluten Gefahrenzone, wenn die allgemeine Sicherheit verloren geht. Wie wird ein kindliches autonomes Nervensystem reagieren, wenn es Gefahr wittert? Es wird das Toleranzfenster unmittelbar verlassen – nach oben in die dauerhaft hohe Erregung oder nach unten in den Shutdown. Manche Kinder kennen den gesunden mittleren Bereich überhaupt nicht. Das erklärt sicherlich manche Verhaltensweisen, bei denen Kinder und Jugendliche wie ums nackte Überleben kämpfen und die durch sehr viel Gewalt, aber auch durch extremen Rückzug gekennzeichnet sein können. Möglicherweise kommt es in der Folge zu lebenslanger Einsamkeit oder zu Gefühlen des Verlassenseins. Für die Feststellung eines möglicherweise vorliegenden Entwicklungstraumas wird als Testverfahren ein spezieller Fragebogen eingesetzt, der sogenannte ACE-Fragebogen. Die englische Abkürzung steht für *Adverse Childhood Experience*. Abgefragt werden negative Kindheitserfahrungen vor dem 18. Lebensjahr.

Ein Bindungstrauma resultiert aus dem Bruch einer Bindungsbeziehung. Die erste und wichtigste Bindung, die wir im Leben haben, ist die zur Mutter. In dem Moment, in dem Ei und Samenzelle aufeinandertreffen, entsteht diese Bindung. Bereits im Mutterleib bekommt und speichert der Embryo Eindrücke davon, in welchem Umfeld er sich befindet. Jede Unterbrechung der gesunden Bindungsbeziehung kann ein Bindungstrauma nach sich ziehen. Michaela Huber, eine auf Traumatherapie spezialisierte psychologische Psychotherapeutin, schreibt in einer ihrer Arbeiten, dass von der Hirnreifung her betrachtet alle Kinder Frühchen sind. Sie führt das darauf zurück, dass der Mensch sich im Gegensatz zu anderen Säugetieren auf zwei Beine aufgerichtet hat. Aus anatomischen Gründen tragen Menschen ihre Nachkommen nicht etwa drei Jahre lang aus,wie es zum Beispiel bei Elefanten der Fall ist. Das wiederum hat zur Folge, dass der menschliche Säugling – als Nesthocker – ein hohes Bedürfnis nach einer besonderen Feinfühligkeit der Bindungsperson hat. Gibt es Defizite daran, resultiert daraus ein lebenslanger Bindungshunger.

Bindungsbrüche sind nicht immer sofort ersichtlich und lassen sich auch nicht immer mit Sicherheit nachvollziehen oder klar benennen. Möglicherweise äußert sich ein Bindungstrauma nur in einem unspezifischen, aber quälenden Gefühl, dass irgendetwas nicht ganz stimmt. Genauso wenig zuordenbar sind manchmal Symptome, die sich später im Erwachsenenalter zeigen.

Der Untertitel der Deutschen Traumafolgekostenstudie, die das Kieler Institut für Gesundheits-System-Forschung GmbH (IGSF) im Jahr 2012 publiziert hat, stellt diesbezüglich die provozierende Frage: »Kein Kind mehr – kein(e) Trauma(kosten) mehr?« Zusammen mit Fachärzten des Universitätsklinikums in Ulm untersuchten die Kieler, welche Folgekosten frühe Traumatisierungen verursachen. Obwohl diese Studie den ökonomischen Aspekt behandelt, zeigt und benennt sie als höchsten Preis die lebenslange emotionale Belastung der Betroffenen. Betont wird der signifikante Zusammenhang zwischen Kindesmisshandlung, Kindesmissbrauch oder häuslicher Vernachlässigung und posttraumatischen Belastungsstörungen (PTBS): In bis zu 80 Prozent der Fälle kann eine PTBS nachgewiesen werden. Gleichwohl wird darauf hingewiesen, dass Traumata und Traumafolgestörungen immer in einem biopsychosozialen Modell und weniger in einem monokausalen Zusammenhang zu betrachten sind. Dieser Ansatz umfasst sowohl die körperlichen als auch die psychischen Aspekte und die jeweiligen Lebenswelten und eröffnet einmal mehr die Möglichkeit dynamischer Regulations- und Therapieansätze.

Während für den einen die körperbezogene und bindungsorienterte Yogastunde in der Gruppe einen Schritt in Richtung Heilung bedeutet, erholt sich der andere im schrittweisen Aufbau von Sicherheit innerhalb der heimischen vier Wände und folgt einem Internetangebot. Das gilt für jegliche Gruppen-, Weiterbildungs-, Arbeits- oder Therapieangebote. Dank moderner Technik können wir auf den jeweiligen Zustand des Nervensystems gut reagieren und damit Möglichkeiten für die Betroffenen schaffen.

Kollektive Traumatisierung

Trifft eine Überwältigung eine größere Gruppe von Menschen, ist der Fachbegriff dafür *kollektive Traumatisierung*. Der Terminus bedeutet, dass eine Anzahl von Personen einheitlicher geografischer oder historischer Identität dem gleichen verursachenden Auslöser ausgeliefert gewesen ist. Dies können etwa

Naturkatastrophen wie Erdbeben und Tsunamis oder Ereignisse wie Terroranschläge und Kriege sein oder auch Strukturen, die ganze Menschengruppen unterdrücken. Besonders im Zuge der Covid-19-Pandemie haben zumindest die meisten von uns eine Ahnung davon bekommen, was ein solches Geschehen für das zwischenmenschliche Miteinander und das persönliche Gefühlserleben bedeuten könnte: Spaltung, Entfremdung, Wut, Zunahme von Gewalt, viel Verzweiflung, Angst und Einsamkeit sowie im Gegenzug eine starke Solidarität kennzeichnen neben den persönlichen Belastungsreaktionen diese Art von Trauma. Der Begriff kollektive Traumatisierung könnte zu dem Trugschluss führen, das Trauma wäre in irgendeiner übergeordneten Struktur oder Sphäre angesiedelt. Aber es bleibt immer der Einzelne mit der in ihm ausgelösten Stressreaktion, die die Traumafolgen abbildet. Im Zuge dieser Art der Traumatisierung entwickeln sich im Sprachgebrauch häufig eindeutige Bezeichnungen für die betroffene Gruppe. Man spricht zum Beispiel von Kriegskindern, Kriegsenkeln, Trümmerfrauen, Holocaust-Überlebenden, Vietnam-Veteranen, Wendeopfern …

Transgenerationale Traumatisierung

Als *transgenerationale Traumatisierung* oder historisches Trauma wird die vererbte Form der Traumatisierung bezeichnet, bei der Traumafolgen von einer auf die nächste oder folgende Generation übertragen wird. Immer wieder berichten Menschen in Therapiesitzungen über Sinneseindrücke wie kurze Bildsequenzen, innerlich ablaufende Filme, Gerüche, Geräusche oder Verhaltensweisen, die sie sich anhand ihrer eigenen Biografie nicht erklären können. Der Konsultationsgrund für die Therapiesitzungen sind häufig Symptome, die denen von Traumatisierten gleichen, obwohl keine bewusste Erinnerung an ein Trauma besteht. Es geht oft um generalisierte Angststörungen, Depressionen, einen grundlegend labilen Gesundheitszustand oder die Persönlichkeit belastende Verhaltensweisen. Über viele Generationen werden unterbewusste, möglicherweise einst fürs Überleben notwendige Muster an die Nachfahren weitergegeben. Genetische Untersuchungen konnten diese Zusammenhänge wissenschaftlich belegen. Was konkret weitergegeben wird, sind biochemische Modifizierungen an den Genen durch An- und Ausschaltmechanismen. Diese Modifikation gibt codierte Reiz-Reaktionsmuster an Folgegenerationen weiter – eine im Sinne der Arterhaltung vorteilhafte Anpassungsleistung.

Möglicherweise haben Sie sich schon öfter gewundert, was für abseitige, quasi historische Erlebnisse und Vorgänge da des Nachts durch Ihre Träume toben: Sie rennen auf der Flucht, hören Geräusche von Schusswaffen, sitzen angsterfüllt im engen Bunker, fliehen vor einer Feuersbrunst … Die Liste ließe sich aus der Vergangenheit Ihrer Familie endlos weiterführen. Vielleicht finden Sie hinter diesen Bildern eine Vorgeschichte und damit einen Erklärungsansatz für Ihre Probleme.

1.9

Diagnose PTBS und andere Traumafolgestörungen

Dem heftigen Schockerleben folgt neben großer Angst und Ohnmachtsgefühlen meist Hilflosigkeit. Der riesige Schreck ruft die entsprechenden körperlichen Reaktionen hervor. Den anfänglichen Zustand bezeichnet man als *akute Belastungsreaktion*. Diese kann sich sowohl mit Erstarrungstendenzen als auch in Form von Flucht- oder Kampfverhalten zeigen. Gemäß dem Modell der Polyvagal-Theorie bewirkt das entweder der dorsale Vagus oder der Sympathikus. Betroffene sind oft sehr unruhig, können sich nach dem schlimmen Ereignis nur schwer konzentrieren oder haben sogar Erinnerungslücken.

Ich selbst erinnere mich noch sehr gut an einen kleinen Unfall, nach dem es mir noch tagelang schwerfiel, an einer Straße stehend festzustellen, ob diese nun frei war und ich sie passieren konnte oder nicht. Immer wieder starrte ich nach links und rechts, ohne so richtig zu erfassen, ob ich nun ein Auto sehe oder nicht. Das war ein sehr unangenehmer und verunsichernder Zustand, der jedoch schon nach kurzer Zeit komplett verflog. Es kann auch zu körperbetonten Symptomen kommen, etwa Schwitzen, Herzrasen, starken Rötungen im Gesicht und am Dekolleté, und zu muskulärer Anspannung oder Schlafstörungen. Diese klingen je nach Persönlichkeit in der Regel innerhalb einiger Tage ab. Bleiben die

Beschwerden länger bestehen, spricht man gemäß der international klassifizierten Definition dann von einer *posttraumatischen Belastungsstörung (PTBS)*, wenn im Vollbild vor allem drei spezifische Symptome auftreten. Dies sind vor allem:

- Wiedererleben der traumatischen Inhalte,
- Vermeidungsverhalten und
- Übererregbarkeit.

Wiedererleben der traumatischen Inhalte

Ich möchte genauer auf die drei großen Symptomkomplexe eingehen. Beim *Wiedererleben*, den sogenannten *Nachhallerinnerungen* oder auch *Intrusionen*, können schon kleinste Reize, die man in diesem Kontext als *Trigger* bezeichnet, dazu führen, dass belastende Erinnerungen an das Geschehene wach werden. Was genau ist ein Trigger? Was ist ein *Flashback*, der einen Wechsel in einen anderen autonomen Zustand verursacht?

Trigger und Flashbacks

Das autonome Nervensystem und damit unser gesamter Organismus nimmt unentwegt denjenigen Zustand ein, der das biologische Überleben am besten absichert und gleichzeitig größtmögliche Ökonomie bietet. Solch ein Wechsel erfolgt nicht einfach spontan, sondern immer als Reaktion auf einen Reiz, vor allem wenn dieser als Bedrohung für Leib und Leben erlebt wird. In der Realität kann es ein ganz unscheinbarer Auslöser sein; die spannende Frage ist immer, was ein Gehirn daraus macht beziehungsweise auf welche Erfahrung sich der Körper in seiner Reaktion bezieht. Oft wird der Reiz sogar nur unterbewusst aufgenommen, was bedeutet, dass die Betroffenen dann überhaupt nicht wissen, warum ihnen eine so starke Reaktion ihres Körpers widerfährt. Sie spüren in erster Linie das Unangenehme daran. Der Reiz kann körperinterner Art sein, etwa ein Gedanke oder ein Symptom. Augenblicklich folgt die Physis und fühlt sich direkt wieder in das belastende Erleben zurückversetzt. Außerdem gibt es körperexterne Reize, zum Beispiel unangenehme Gerüche, Geräusche oder Anblicke. Die vielfältigen Reizfaktoren nennen wir *Trigger*, also Auslöser. Um eine intakte Selbstregulation wiedererlangen zu können, sollten Sie um die Existenz und Wirkung von Triggern wissen und Ihre eigenen Trigger kennen.

Beispiele für Trigger verschiedener Arten:

- **akustisch:** Telefonklingeln, Rasseln, Stimmen, Geräusche aller Art
- **emotional:** Gefühle wie Wut, Traurigkeit, Freude, Angst, Scham
- **gustatorisch:** Geschmacksreize wie bitter, scharf oder süß
- **olfaktorisch:** Gerüche, Düfte oder Aromen, etwa ein starkes Parfüm oder auch ein kaum wahrnehmbarer Geruch
- **optisch:** Farben, Formen, Muster, Kleidungsstücke, Gesichtsmerkmale wie eine Bart- oder Nasenform etc.
- **taktil-kinästhetisch:** Berührungen oder angedeutete Berührungen durch andere Personen, Fühlen von Aggregatzuständen, Oberflächenbeschaffenheiten von Gegenständen

Umgangssprachlich haben sich längst Formulierungen wie »Das triggert mich jetzt aber« etabliert. Obwohl prinzipiell der gleiche neurophysiologische Vorgang gemeint ist, gilt es einen Unterschied zu beachten: Wenn wir umgangssprachlich von Triggern sprechen, meinen wir in aller Regel, dass uns etwas sehr aufregt, was aber in den allermeisten Fällen keine ernsthafte lebensgefährliche Bedrohung darstellt. Es geschieht wahrscheinlich durchaus ein Wechsel zur Regie des Sympathikus, wir regen uns auf, mobilisieren Kräfte und beschimpfen irgendwen, können aber in den meisten Fällen handlungsfähig bleiben und uns nach kurzer Zeit wieder entspannen – es handelt sich also um eine normale Reaktion: hochregulieren, herunterregulieren. Genau so sollte unser Nervensystem funktionieren.

Es gibt aber auch Menschen, bei denen ein Trigger einen körperlichen oder emotionalen *Flashback* hervorruft, also wörtlich übersetzt eine Rückblende und mithin das Wiedererleben der bedrohlichen Situation. Mal ist es ein einzelnes Bild, ein Ton oder auch ein unspezifisches Gefühl. Der Trigger kann Bruchteile von Sekunden, gewisse Abschnitte oder aber ganze Sequenzen des ursprünglich Erlebten blitzschnell und unkontrollierbar zutage fördern. Man kennt das aus Erzählungen oder Filmen von Kriegsrückkehrern oder Unfallopfern recht gut. Letztendlich kann jedes unintegrierte überfordernde Ereignis bei jedem Menschen Flashbacks hervorrufen. Den tiefen Gehirnzentren kommt die Situation bekannt vor, und es stellt daher aufgrund des Triggers rasant die Verknüpfung zum Ereignis her. Es kann dabei aber sein, dass der Betroffene keine Ahnung hat, warum er plötzlich solch einen neurophysiologischen Umschwung erleidet. In dramatischen Fällen kommt es zu einem Shutdown mit völliger Unfähigkeit zum Weiterführen des bis dahin strukturierten Alltags. In einigen wenigen Fällen wechseln Menschen in andere Persönlichkeitsanteile. Sie sprechen dann anders und wirken anders auf uns. Oft entstehen dabei regelrechte Erinnerungslücken. Wir alle kennen Momente, in denen wir nicht genau wissen, wie wir gerade eben von A nach B gekommen sind; in der Regel dreht es sich dabei nur um Bruchteile von Sekunden geistiger Abwesenheit. Bei schwer Traumatisierten können solche Erinnerungslücken bedeutend länger dauern. Konflikte in privaten und beruflichen Beziehungen sind dann geradezu programmiert. Als belastend erleben viele Menschen die Wirkung von emotionalen Triggern, die sie zurückwerfen in kindliche Erfahrungen und entsprechende Verhaltensweisen, zum Beispiel Vermeidungsverhalten aus Scham oder Wutausbrüche aufgrund von Nichtbeachtung oder gefühltem Nichtgehörtwerden.

Bleiben die durch einen Trigger ausgelösten Symptome länger bestehen, kann das sehr belastend und kraftraubend werden, denn zumeist gerät die komplette Physis in einen hohen Anspannungs- oder Alarmzustand. Schwitzen, Zittern, Herzrasen überraschen die meisten Menschen dann sehr, vor allem jene, die so etwas zum ersten Mal erleben und oft zu diesem Zeitpunkt noch nicht wissen, dass das eine mit dem anderen zu tun hat. Oft fehlt also der gedankliche Zusammenhang, dass die auftretenden Symptome die Folgeerscheinung eines traumatischen Erlebnisses sind. Auch wenn es nicht die Regel darstellt, berichten Betroffene, dass ihnen diese sogenannte Intrusion das erste Mal in der Öffentlichkeit unterlaufen ist, etwa im Zug, auf einer Rolltreppe, im Einkaufszentrum, also an Orten, an denen eine unkontrollierbare äußere Reizflut herrscht. Den meisten Menschen gelingt es dann irgendwie, sich an einen Ort der Sicherheit oder Geborgenheit zu retten. Für manche ist das die Wohnung, das Bett oder ein ganz anderer Ort. Wenn dann die Reizflut gemindert ist und das Nervensystem zur Ruhe kommt, greift die natürliche Regulationsfähigkeit.

Die Extremform der Intrusion bezeichnet man mit dem erwähnten Begriff *Flashback*. Dabei bewirkt ein Trigger, dass eine Person zum Beispiel in einer Einkaufspassage eine massive Bedrohung erlebt, wo eigentlich keine ist. Der Trigger schleudert Gedanken, Sinne und Körpergefühl mitten hinein in das ursprüngliche Trauma und damit in die allerhöchste Bedrohung, und der Bezug zur Realität bricht ab. Die Person zeigt dann vielleicht extrem unruhiges Verhalten, reagiert gar nicht mehr, bleibt erstarrt stehen oder flüchtet völlig unvermittelt und unaufhaltbar. Es gibt unzählige Arten, wie sich eine Flashback-Reaktion äußern kann, und für einen Beobachter kann sich das Verhaltensbild als abstrakt und rätselhaft darstellen. Mit dem Wissen um die autonomen Reaktionsmuster lässt es sich aber leichter einordnen und dann vielleicht auch eine Idee entwickeln, ob und wie man der betroffenen Person beispringen könnte. Dabei ist es auf alle Fälle hilfreich, die Person im Hier und Jetzt zu orientieren und daran zu erinnern, ihre Notfallmittel zu benutzen (siehe auch Seite 172). In der Regel kennen Betroffene ihre Flashbacks und tragen scharfe Bonbons, Stachelbälle, Duftöle oder andere kleine Nothelfer bei sich.

Manche Betroffenen leiden im Zuge des Wiedererlebens unter fürchterlichen Albträumen. Von normalen Träumen unterscheiden sich diese durch ihre inhaltliche Heftigkeit sowie durch typischerweise schweißnasses Aufwachen, das oft von Herzrasen begleitet ist. Im Gegenzug möchte ich unbedingt darauf hinweisen, dass ein einzelner Albtraum kein Indikator für das Vorliegen eines Traumas ist und dass Traumata keineswegs die einzige mögliche Ursache für Albträume, Nachtschwitzen oder nächtliches Herzrasen sind.

Vermeidungsverhalten

Schon die hypothetisch drohende Auslösung eines Wiedererlebens schränkt häufig normale Aktivitäten und Gewohnheiten immer mehr ein. Einem Hobby nachzugehen, mit öffentlichen Verkehrsmitteln zu fahren, Shoppen im Einkaufscenter oder Supermarkt oder das gewohnte Treffen mit Freunden, ja selbst die Teilnahme an den Sitzungen wohlwollender und therapeutisch ausgerichteter Gruppen kann zur allergrößten Herausforderung werden und ist manchmal einfach nicht mehr möglich. Genährt wird dies, neben fürchterlichen Ängsten möglicherweise durch Scham oder den eigenen beziehungsweise fremden Anspruch, das Trauma immer noch nicht überwunden zu haben.

Es sind wohl die meistgefürchteten Sätze, die Angehörige, Bekannte oder Kollegen oft ebenso lapidar wie unbedacht, aber leider folgenschwer hinwerfen: Es müsse doch nun langsam mal gut sein. Es sei doch alles schon so lange her. »Reiß dich mal zusammen, hab dich nicht so!« Ich hatte bereits erwähnt, dass es wesentlich zur Heilung beiträgt, wenn die Mitmenschen das Trauma als solches anerkennen. Ergo sollte unsere Kommunikation die Anerkennung des Gegenübers und des von ihm Gesagten oder eben auch des nonverbal Ausgedrückten beinhalten und verdeutlichen.

Irgendwann einmal wird und soll es tatsächlich wieder gut sein, doch diesen Moment legt der Betroffene selbst fest. Ein Trauma und all die damit verbundenen schmerzlichen Aspekte der verlorenen Zeit, der nicht genutzten Chancen, des verpassten Lebensglücks, braucht sehr viel Zeit und Verständnis zur Verarbeitung.

Vielleicht finden Sie hier den Grund dafür, dass sich eine Freundin plötzlich nicht mehr oder nur noch einsilbig per SMS bei Ihnen meldet oder warum Ihr bester Kumpel mit einer fadenscheinigen Begründung nicht auf Ihrer Geburtstagsparty war. Die Angst vor dem eigenen Verhalten in unvorhersehbaren Momenten drängt die Betroffenen zur Strategie der Vermeidung. Eine Traumafolgestörung kann jeden jederzeit treffen; jeder von uns kann in solche Situationen geraten. Nehmen Sie solche Veränderungen im Verhalten Ihrer Mitmenschen daher nie persönlich, aber auf alle Fälle ernsthaft zur Kenntnis. Ich möchte Sie ermutigen, das Problem ohne jeglichen Vorwurf vorsichtig anzusprechen, denn wir alle brauchen Unterstützung, freuen uns über die Zuwendung anderer und profitieren von guten menschlichen Kontakten.

Übererregbarkeit

Ein weiteres spezifisches posttraumatisches Symptom heißt im Fachjargon *Hyperarousal,* womit eine generelle Übererregbarkeit gemeint ist. Diese wird als autonomes Muster aufrechterhalten, so als wäre die Bedrohung allgegenwärtig. Sie äußert sich zum Beispiel durch Schreckhaftigkeit, starke Muskelverspannungen, Überempfindlichkeit des Gehörs oder auch Lichtempfindlichkeit. Typisch dafür sind auch Konzentrationsstörungen, denn die nur schwer zu filternde allgemeine Reizflut in unserem Alltag überfordert die hypersensiblen Betroffenen. Übererregbare Menschen beschreiben oft ihre ausgesprochen sensiblen Antennen oder ihre stark ausgeprägte Intuition. Konkrete Symptome für Übererregbarkeit sind unspezifische Unruhe, Angst, Schlafstörungen und die sich verselbstständigende Angst vor der Angst.

1.10

Traumafolgen und Gesundheit

Einige von der Allgemeinheit vielleicht nur flüchtig wahrgenommene Statistiken zeigen, dass die Zahl der Krankheitsfälle stetig ansteigt. Man könnte vermuten, dass diese Statistiken die unter anderem durch Trauma verursachten und langwierigen und schwerwiegenden Krankheitssymptome zumindest anteilig abbilden. Waren laut Angaben des Statistikportals *Statista* von 2019 früher verstärkt Nichterwerbstätige von psychischen Erkrankungen betroffen, so haben sich in den letzten zehn Jahren die psychischen Erkrankungen unter allen Erwerbstätigen massiv ausgebreitet. Laut Aufzeichnungen der Allgemeinen Ortskrankenkassen hat sich zwischen 2006 und 2016 die Zahl der psychisch bedingten Fälle von Arbeitsunfähigkeit um nahezu 50 Prozent und die Zahl der Arbeitsunfähigkeitstage um unfassbare 80 Prozent erhöht. Betrachtet man jene Versicherten, die aus psychischen Gründen arbeitsunfähig sind, könnte man vermuten, sie befänden sich, aus dem Modell der Polyvagal-Theorie heraus betrachtet, im dorsal-vagalen Shutdown. Nichts geht mehr.

Es gibt Menschen, die heftige Geschehnisse erleben, die für andere traumatisierend sind, und dennoch weiterhin ein ganz normales Leben führen, während sich empfindsamere Naturen von bestimmten Erlebnissen nicht mehr zu erholen scheinen. Die Verletzung allein verursacht nicht in jedem Fall einen Folgeschaden oder eine sogenannte *Traumafolgestörung*. Nicht das Erlebnis selbst ist traumatisierend; es kommt darauf an, welches Nervensystem es trifft.

Wie gut sich ein Mensch von einer Traumatisierung erholt, hängt von verschiedenen Faktoren ab, zum Beispiel von seinem sozialen Umfeld und auch davon, welche Unterstützung er im ersten Moment bekommen hat. Kam zum Beispiel am Unfallort schnell jemand zu Hilfe? Und vor allem: Gab es wirklich geeignete Hilfe oder war die helfende Person noch aufgeregter als das Unfallopfer? Wie wirkungsvolle emotionale Erste Hilfe aussieht, werde ich später beschreiben (siehe ab Seite 119). Die Verarbeitung einer Traumatisierung hängt weiterhin auch von der Resilienz (siehe rechte Seite) ab, also von der persönlichen Widerstandskraft.

RESILIENZ

Als *Resilienz* bezeichnet man in der Psychologie die Fähigkeit einer Persönlichkeit, sich an die ständig wechselnden Umstände und Herausforderungen des Lebens dynamisch anzupassen, im Idealfall unbeirrt immer weiterzumachen und niemals aufzugeben. Das Wort stammt von dem lateinischen Verbum *resilire* ab und bedeutet sinngemäß »abprallen« oder »zurückspringen«: Fäuste, Wurfgeschosse und auch Angriffe jeder anderen Art prallen dieser Metapher nach von einer resilienten Person ab.

Besonders resiliente Menschen wirken allgemein ausgeglichen und meistern scheinbar mühelos jede Situation. Der Grad der Resilienz ist keineswegs angeboren, sondern entwickelt sich im Laufe des Lebens und kann erfreulicherweise durch eigens dafür angelegtes Training gefördert werden.

Neben Umgebungsfaktoren gibt es einige Grundeigenschaften, welche die Resilienz einer Person verbessern können. Diese Eigenschaften verhelfen im Kern dazu, Vertrauen und Sicherheit zu stärken und damit Krisen aktiv zu meistern. Dazu zählen zum Beispiel die Fähigkeit, Dinge zu akzeptieren und realistisch einzuordnen, sowie eine stabile optimistische Grundhaltung. Auch lösungsorientiertes Verhalten und ein intaktes soziales Umfeld sowie damit verbunden die Fähigkeit, gesunde Bindungen einzugehen, stärken die Widerstandskraft einer Person.

Das Auftreten von Symptomen wie Angst oder Panik sowie auch depressive Phasen können auf mangelnde Resilienz hindeuten. Neben fehlender Resilienz können aber auch viele andere Faktoren mitspielen. Für einen aussichtsreichen therapeutischen Ansatz ist immer umfassend zu analysieren, welche Ursache hinter den Symptomen steckt.

Mit folgenden – zugegebenermaßen teilweise ziemlich anspruchsvollen – Schritten können Sie Ihre Resilienz fördern:

- Verlassen Sie möglichst die Opferrolle.
- Definieren und verfolgen Sie erreichbare Etappenziele.
- Gehen Sie die Dinge aktiv und optimistisch an.
- Machen Sie sich in Krisen jeder Art klar: Es gibt immer einen Weg.
- Glauben Sie felsenfest an sich selbst.
- Beginnen Sie noch heute mit den Regulationsübungen in Teil 3 (ab Seite 124).

Peter A. Levine hat mit seiner Definition von Trauma eine Brücke zwischen den gesprächs- und den körperbezogenen Traumatherapien geschlagen: Trauma entsteht, wenn der Organismus damit überfordert ist, einen Erregungszustand zu regulieren. Damit meint er einen jener Zustände, die Sie hier schon kennengelernt haben: hohe und nicht regulierbare Erregung durch den Sympathikus oder aber vom dorsalen Vagus bewirkte Abspaltung. Jedes unvorhergesehene, subjektiv als bedrohlich empfundene Ereignis wird die Aktivierung des Nervensystem erhöhen und den Körper entweder der Regie des Sympathikus oder jener des dorsalen Vagus unterwerfen. Verfügt der Organismus nicht über ausreichende Regulationsfähigkeit, verbleibt die traumatische Energie im Körper, und dann sitzt laut Levine das Trauma nicht mehr im Ereignis, sondern im Nervensystem selbst.

Weil tatsächlich die allerschlimmsten und unmenschlichsten Zustände oder Vorkommnisse leider keine Seltenheit sind, müssten die Betroffenen schon eine überdimensionale Resilienz aufweisen, um sie gesund zu überstehen. Entsprechend verbreitet sind Traumata. Wenn uns als einzelnen Menschen und auch als Gesellschaft diese Dynamik bewusst ist, besteht eine Chance auf Heilung.

Traumafolgen und Verarbeitung durch Regulation

Trauma ist ein Thema, das längst über das Phänomen der »Kriegszitterer« – so nannte man nach dem Ersten Weltkrieg die traumatisierten Veteranen – hinausgewachsen ist. In dem Begriff schwingt mit, wie wenig Verständnis man für die Heimkehrer aufbrachte, die das unvorstellbare Grauen in den Schützengräben und auf den Schlachtfeldern nicht verarbeiten konnten. Der Umgang mit Traumatisierten hat sich seitdem immerhin sehr zum Besseren verändert.

Das Thema Trauma bestimmt heute unseren Alltag ständig mit. Dass Kriegsrückkehrer, Tsunamiopfer oder Angehörige bestimmter Berufsgruppen wie Polizisten oder Ersthelfer oft lange unter den Folgen traumatischer Ereignisse leiden, ist längst bekannt, und Therapien werden für diese Personen oft schon routinemäßig angeboten. Dass die Palette der möglichen Ursachen jedoch viel umfassender ist und damit im Prinzip jeder Traumafolgestörungen wie Angst, Panik oder depressive Phasen erleiden kann, ist in unserer Gesellschaft noch nicht allgemein bekannt. Unzählige Alltagsereignisse, bei denen wir uns verletzen oder verletzt werden, können posttraumatische Symptome hervorrufen.

Um die Subtilität der Trauma-Entstehung zu verdeutlichen, folgt eine Liste von Beispielen für Ereignisse, die für manche Menschen eine Überwältigung darstellen, ohne dass sie ihr Erlebnis zwingend so einstufen würden:

- verbale und/oder körperliche Übergriffe aller Art,
- Tierangriffe und Bisse,
- entgegen dem Rechtsempfinden kein Recht bekommen,
- Stürze aller Art,
- als Kind oder Erwachsener mit Ignoranz gestraft werden,
- medizinische Eingriffe,
- Gebrauch von Chemikalien,
- unterdrückte Selbstregulation (siehe unten).

Selbstregulation ist eine faszinierende Möglichkeit, das Wohlbefinden wiederherzustellen, und vor allem die Basis für tiefer gehende therapeutische Prozesse und damit Heilung. Erst wenn wir uns in unserem autonomen Reaktionsprozess im Toleranzfenster bewegen, sind wir zum Klären der Angelegenheit und zur Neuverhandlung in der Lage. Solange ein Organismus in einem autonomen Muster feststeckt, wird er auf jede Intervention mit den Mechanismen dieses Musters reagieren. Das erklärt vielleicht, warum so mancher Therapeut vergeblich auf seinen Patienten oder die Lehrerin auf ihre Schüler wartet. Die Herrschaft des dorsalen Vagus lässt einen schon mal die Stunde versäumen, weil gar nichts anderes möglich ist, etwa weil man vor Scham im Boden versinken möchte oder sich für die in der letzten Stunde gesagten Worte noch immer geniert. Dass es dann in der Therapie nicht flott vorangeht oder die schulischen Leistungen abfallen, kann nicht verwundern. Wie soll man vernünftig lernen, wenn man sich innerlich schwer bedroht fühlt? Das funktioniert einfach nicht.

Die Übungen zur Selbstregulation stellen immer wieder die Verbindung zum Hier und Jetzt her, sorgen für Entspannung oder geben ein wenig Aktivierung, um physiologisch wieder ins Handeln kommen zu können. In Teil 2 des Buchs (ab Seite 90) charakterisiere ich diese Zustände anhand von körperlichen Reaktionen genauer. Sicherlich werden Sie einiges davon längst an sich beobachtet haben, andere Dinge werden Sie vielleicht überraschen. Die Frage ist: Wie viel Hin- und Herschwingen in diesen Zuständen ist noch gesund und ab wann sprechen wir von pathologischen Zuständen?

Stressreiz und Reaktion

Ein gesundes, resilientes System kann ohne Weiteres Stressoren, also auf das Körpersystem auftreffende Reize regulieren. Im Zustand stabiler Gesundheit sind Möglichkeiten zur Integration dieser Reize verfügbar. Es geht dabei um die Fähigkeit zur Entspannung sowie zu Flexibilität im Verhalten. Um genau zu sein, geht es dabei jedoch nicht nur um die Art von Entspannung, die wir etwa mit einem gemütlichen Sonntagabend auf der Couch verbinden. Vielmehr geht es um eine gesunde Regulation, die vitale Aktivität möglich macht, also eine angemessene Reaktion auf die jeweilige Situation. Als Reaktionsmöglichkeiten gelten alle genannten autonomen Zustände, die uns Mutter Natur als Option mitgegeben hat.

Ein Beispiel: Sie schlendern gemütlich durch eine Shoppingmeile. Die Sonne scheint, vielleicht pfeifen Sie Ihr Lieblingslied und schauen den Passanten freundlich und wohlwollend in die Augen. Sie nehmen gerne Kontakt mit Menschen auf, und wenn es sich ergibt, lassen Sie sich durchaus auf einen kleinen Plausch ein. Ihre Welt ist in Ordnung, und Sie fühlen sich in Sicherheit. Sie fühlen sich in natürlicher und gesunder Verbindung: die Regie in Ihrem Nervensystem führt der ventrale Vagus.

Plötzlich, völlig unerwartet, wird es finster, und es bricht ein unfassbarer Starkregen los. Es blitzt und donnert sogar. Binnen kurzer Zeit verwandeln sich die Straßen in reißende Bäche, und Sie rennen und rennen durch den Wolkenbruch, bis Sie endlich wieder zu Hause sind. Völlig außer Atem warten Sie einen Moment, bis Ihre Erschöpfung abflaut. In Ihrem Nervensystem regiert der Sympathikus. Sie fühlten sich durch Blitz und Regen bedroht und sind losgerannt, ohne zu zögern. Sie konnten rennen und wussten schon, wo Sie sich in Sicherheit bringen können: zu Hause. Als nach einiger Zeit die Nachbarin wegen eines Pakets an Ihrer Tür klingelt, bitten Sie sie auf einen Tee herein und erzählen ihr diese Geschichte. Und weil sie in diesem Fall gut ausgegangen ist und wirklich nichts Schlimmeres passiert ist, lachen Sie darüber und reden noch eine Weile. Nun ist wieder der ventrale Vagus am Zug.

Ganz anders wäre es vielleicht gekommen, wenn Sie beim Einkaufsbummel von einem ohrenbetäubenden Knall überrascht worden wären, einem Knall, den Sie nicht einordnen können. Sie haben überhaupt keine Ahnung, was los ist, Ihr Körper friert quasi in einer Schockreaktion ein, Sie können keinen klaren Gedanken mehr fassen, flüchten sich mit Ach und Krach in einen Hausflur und bleiben dort lange sitzen. Sie merken nicht, wo Sie sitzen, und Sie merken auch nicht, wie lange Sie sich dort aufhalten. Hier läuft das Programm des dorsalen Vagus: Der Körper ist zu nichts außer Rückzug in der Lage. Irgendwann beginnen Sie zu zittern – eine erste Entladungsreaktion. Der allerschlimmste Stress fällt ab, und es erfolgt der Wechsel zur Regie des Sympathikus. Sie nehmen Ihr Handy, rufen eine Bekannte an und schreien mit schriller Stimme und in einem Wahnsinnstempo in den Hörer. Dabei gehen Sie hektisch die Straße entlang und schauen sich immer wieder um. Auch wenn es offenbar nichts Ungewöhnliches mehr zu sehen oder zu hören gibt, traut Ihr System dem Frieden nicht sofort. Ihr Sympathikus ist in Hochform, unterstützt Sie gerade bei der Flucht aus der misslichen Lage und will Sie in Sicherheit wissen. Irgendwann wird Ihnen die vertraute Stimme Ihrer Bekannten am Telefon bewusst. Sie atmen tief durch und fangen an zu weinen. Jetzt fällt der ganze Schreck von Ihnen ab, Ihre Stimme wird leiser und langsamer. Auch Ihre Schritte werden langsamer, und Sie kommen allmählich wieder in Verbindung mit dem Hier und Jetzt, also mit dem System der Verbundenheit. Den nächsten Menschen, den Sie treffen, fragen Sie, was da eigentlich los war, und erfahren, dass in der Nähe ein Film gedreht wird. Alles ist in Ordnung, und Sie sind zwar sehr erschöpft, können aber jetzt gut orientiert langsam nach Hause gehen.

So oder ähnlich verläuft unser aller Alltag oft, jedoch laufen die Reaktionen sowie die Wechsel in andere autonome Zustände meistens wesentlich subtiler ab. Dennoch werfen uns häufig auch kleinere Alltagstraumata mehr aus der Bahn, als wir es dem subjektiv unbedeutenden Ursprungsereignis zugestehen möchten. Wir reagieren sensibel auf scheinbar gewöhnliche Situationen, die zunächst allenfalls körperlich unangenehm sind oder emotional die Peinlichkeit berühren. So rappeln wir uns zum Beispiel nach einem Stolpern an der Bordsteinkante oder einem ambulanten gynäkologischen Eingriff schnell wieder auf. Cool bleiben und bloß keine Schwäche zeigen, das ist in aller Regel unsere Devise. Die süße Hauskatze, na ja, die wollte doch bloß spielen, und dann hat sie Sie halt gebissen. Das wird genauso weggelächelt wie der Sportunfall gegenüber dem besten Kumpel. Die Liste ließe sich endlos weiterführen: Wunden werden zügig versorgt, Jobs wegen schlechter Bedingungen gewechselt. In aller Regel rappeln wir Menschen uns auf und machen einfach weiter. Leider schwelt dann nicht selten eine unabgeschlossene Erfahrung im Körper. Und so kommt es manchmal, wie es physiologisch betrachtet kommen muss, obwohl keiner damit rechnet: Einige Monate nach einem belastenden Ereignis treten wie aus heiterem Himmel hartnäckige körperliche Symptome auf, Verhaltensauffälligkeiten, Vermeidungsverhalten oder Erschöpfungszustände.

Dass sich das eigene Nervensystem in einem traumaartigen Zustand befinden soll, ist für viele Menschen neu und oft auch nicht recht greifbar. Trauma – das haben doch nur die anderen, die vielleicht im Krieg waren oder die missbraucht oder gefoltert worden sind. Aber eines ist mittlerweile sicher: In Bezug auf Traumata lässt sich überhaupt nichts verallgemeinern, schon gar nicht, wie groß oder klein eine traumatische Erfahrung sein muss, um Folgeschäden zu verursachen. Denn wie Peter A. Levine definiert hat, ist Trauma ein Zustand des Nervensystems. Ein Nervensystem, das auf die äußeren Umstände reagiert, haben wir alle, aber der Zustand und die Widerstandskraft des individuellen Nervensystems sind variabel und dynamisch, worin sowohl seine Verletzlichkeit als auch die Hoffnung auf Heilung begründet liegen. Über Regulation lässt sich der Zustand unseres Nervensystems verändern. Darauf fußen die Übungen in diesem Buch. Durch anregende Übungen lässt sich ein heruntergefahrenes Nervensystem aktivieren, während ein übererregtes mit bestimmten Körperhaltungen oder Atemübungen gedämpft werden kann.

Während Sie dies lesen, fragen Sie sich vielleicht, ob Ihre Symptome traumatischen Ursprungs sein könnten. Körperliche oder mentale Symptome kennen Sie bestimmt von sich oder Ihren Bekannten eine Menge: Schmerzen, innere und äußere Unruhe, Schlaf-, Antriebs-, Verdauungs- und Konzentrationsstörungen, um nur einige zu nennen. Ob diese traumatischen Ursprungs sind, lässt sich nur für den Einzelfall beantworten. Jedenfalls aber werden viele Symptome durch eine Dysregulation im autonomen Nervensystem verursacht. In Teil 2 (ab Seite 90) werde ich genauer auf die Symptome eingehen. Wer sich zum Beispiel Tag für Tag im Kampf- oder Fluchtmodus befindet, der wird mit großer Wahrscheinlichkeit Verspannungen oder sogar Schmerzen haben, denn für den vermeintlich nahenden Kampf werden dauerhaft Muskeln angespannt. Natürlich kann man diesen sogenannten *Hartspann* behandeln – mit Massage, Osteopathie oder Physiotherapie, aber zumindest zusätzlich muss man sich diese Frage stellen: Warum befinde ich mich so oft im Kampf- oder Fluchtmodus? Wen oder was bekämpfe ich damit oder wovor möchte ich flüchten? Welche Umstände in meinem Leben verursachen Unsicherheit und wo oder wann ist diese Spirale ursprünglich losgegangen?

Vielleicht verbinden Sie sich gerade automatisch mit dieser Ihrer Spirale, und bevor diese Sie herunterzieht, lade ich Sie erneut zu einer Zwischenübung ein.

> ## ORIENTIERUNG
>
> Nehmen Sie sich nun einen Moment Zeit zum Pausieren, Orientieren und Durchatmen. Vertiefen Sie sanft ein paarmal Ihre Einatmung und lassen Sie die Luft jeweils durch Ihren leicht geöffneten Mund langsam ausströmen. Spüren Sie Ihre Füße am Boden und Ihr Gesäß auf der Sitzfläche und lassen Sie ohne bestimmtes Ziel Ihren Blick in der Umgebung umherwandern. Nehmen Sie wertfrei wahr, wo Ihre Augen verweilen möchten. Nehmen Sie bewusst auch alle Geräusche und Gerüche Ihrer Umgebung wahr. Orientieren Sie sich ganz bewusst im Hier und Jetzt. Orientieren Sie sich damit an dem Ort, wo Sie in Sicherheit sind und sich wohlfühlen.
>
> Diese kleine Zwischenübung können Sie immer und überall praktizieren. Sie tut einfach gut und entspannt Sie. Führen Sie sie jedoch besonders dann aus, wenn Ihre Gedanken in Ihre Vergangenheit abgeschweift sind und vielleicht länger bei belastenden Ereignissen verweilen, als gut für Sie ist.

Machen Sie sich immer wieder bewusst, dass es um eine Erinnerung geht. Mag sie auch in diesem Moment etwas auslösen, zum Beispiel Anspannung im Körper oder auch unangenehme Gefühle, so spielt sich das Wesentliche einzig und allein in Ihrer Erinnerung ab, denn das auslösende Ereignis ist vorbei und bedroht Sie nicht mehr. Muten Sie sich in der Erinnerung und in der Aufarbeitung der Vergangenheit nie zu viel zu. Schon das Lesen dieses Buchs kann Sie immer wieder triggern. Legen Sie daher ruhig viele Pausen beim Lesen ein und praktizieren Sie die Selbstregulationsübungen in Teil 3 (ab Seite 124). Kultivieren Sie bewusst die Vitalität und Kraft, über die Sie in diesem Moment Ihres Lebens verfügen, und bauen Sie darauf auf. Zu häufiges und intensives Erinnern kann Sie unnötig Kraftreserven kosten und Sie verwirren. Das sollten Sie daher vermeiden und Geduld mit sich haben, denn Zeit ist für Verarbeitung, Integration, Heilung und Therapie einer der wichtigsten Faktoren. Es gibt ja das schöne Sprichwort: »Rom wurde auch nicht an einem Tag erbaut.« So ist es auch mit jeder Heilung, nicht nur der von Traumafolgestörungen.

Die Anspannung beruht auf einer Erinnerung, einer bis in die Gegenwart wirkenden, vielleicht sehr alten Erfahrung. Die Anspannung und die Gefühle, die auftauchen, wenn wir Ursachenforschung betreiben oder uns ganz allgemein unserer unbewältigten Vergangenheit stellen, zeigen unmittelbar, dass das Trauma im Nervensystem und damit im Körper gebunden ist. Genau dies ist es zugleich, was Hoffnung auf Heilung gibt, denn die Anspannung kommt, weil eine Erinnerung auftaucht, und sie vergeht, wenn wir dem Körper Zeit zu ihrer Verarbeitung geben. Regulationsfähigkeit zu üben ist ein erster wichtiger Schritt, danach kommt die Integration des Erlebten.

Wenn wir nun davon ausgehen, dass eine Traumafolgestörung entsteht, wenn ein Ereignis körperlich oder mental in der Erfahrung nicht abgeschlossen ist, gilt es neben der allgemeinen Regulation, die losen Enden in der eigenen Geschichte zu finden. Manchmal ergibt sich das von allein. Aber sicherlich ist es leichter, mit einem Therapeuten den Ursache-Folge-Komplex zu erkunden, und ganz sicher ist es immer hilfreich, durch Körperarbeit und sanfte sportliche Betätigung erst einmal für Entspannung zu sorgen.

Nutzen von Selbsterkundung und Selbstregulation

Die Forschungsreise ins Selbst mit dem Ziel der Bewältigung lohnt sich natürlich schon, weil Sie damit gesünder werden und sich den Frust eines Ärzte- und Therapeuten-Hoppings à la »Niemand kann mir helfen« ersparen oder diesen beenden. Letztlich begeben Sie sich so nicht in eine auf Unzufriedenheit begründete Wut oder Hoffnungslosigkeit hinein, sondern in die stärkende Eigenermächtigung. Viele Symptome lassen sich ausgezeichnet durch klassische Medizin lösen. Sie sollten gar nicht versuchen, die Symptome wegzuatmen oder wegzumeditieren, sondern sie müssen manchmal tatsächlich wegoperiert werden. Für diese Leistungen der Schulmedizin können wir wirklich dankbar sein. Aber genauso viele Aspekte bleiben als Fragezeichen in den Krankenakten stehen. Etwa dieser ewige Schmerz – immer an der gleichen Stelle, den ich hier im Text beispielhaft auch jedes andere Symptom vertreten lasse, das sich hartnäckig über lange Zeit zeigt. Nicht nur Sie als Betroffener kennen diesen Schmerz, sondern Ärzte und Therapeuten stehen oft vor der gleichen Frage: Warum kommt dieser Schmerz oder eben ein anderes Symptom immer wieder und so heftig? Die einfachste Erklärung wäre die, dass die Ursache bisher nicht erkannt wurde, zumindest wenn die schulmedizinische Abklärung komplett durchlaufen ist. Irgendein Faktor steht immer noch unerkannt im Raum, und den gilt es zu finden. Nicht selten sind solche scheinbar unergründlichen Symptome traumatischen Ursprungs. Aber weil Traumata immer nur die anderen haben, der Sturz vom Schlitten lange her ist und das Gedächtnis manchmal solche Sachen vergisst, kommt man einfach nicht darauf und stellt den Zusammenhang nicht her.

Einmal mehr möchte ich für Offenheit dafür werben, dass es eben vielleicht doch der Schlittensturz oder der Sturz vom Apfelbaum vor 20 Jahren gewesen sein könnte, der das Fass kurz zum Überlaufen brachte. Damals jedoch war der Körper jung und funktionierte einfach weiter, und der Beginn irgendeiner Kausalkette war noch nicht erkennbar. Wo kein Leidensdruck herrscht, wird natürlich auch nicht nach Zusammenhängen und Therapiemöglichkeiten gefahndet. Wie finden wir nun die Verbindung zum Heute, zum Hier und Jetzt und den Symptomen, die trotz Therapie bisher nicht verschwunden sind? Stellen Sie sich einfach genau dann, wenn Sie sich nicht recht in Ihrer Mitte fühlen oder in einer Krise stecken, die Frage, ob Sie sich grundsätzlich eher im Kampfmodus, im Fluchtmodus, gesund angebunden, in Schockstarre oder vielleicht in einer Form der Unterwerfung befinden. Das wird sich nicht immer sofort genau bestimmen lassen, aber keine Sorge: Es gibt auch Mischformen, die natürlich zu Fehlinterpretationen führen können.

Doch ich bin mir sicher: Im Laufe der Zeit werden Sie ein Gefühl für dieses Denkmodell entwickeln und sich selbst besser beurteilen und eventuell vorherrschende Überlebensmodi, zu denen Sie tendieren, einordnen können. Ich werde das noch einige Male ganz bewusst in diesem Buch wiederholen, damit Sie sich in Ihrem Alltag ganz leicht daran erinnern können. Sobald Sie Ihren Zustand identifiziert haben, können Sie direkt mit den zugehörigen und in Teil 3 (ab Seite 124) beschriebenen Übungen beginnen. Es kommt dabei nicht darauf an, ob Sie definitiv ein Ursprungsereignis ausmachen können. Das ist im Fall eines Traumas gar nicht immer möglich. Wenn Sie sich noch nicht ganz sicher sind, um welchen Zustand es sich handelt, studieren Sie dazu die Beschreibungen in Teil 2 (ab Seite 96).

Wenn wir über möglichst gute Gesundheit und deren selbstverantwortliche Förderung sprechen, geht es noch um einen anderen Aspekt: Ein Körpersystem ist kein unerschöpfliches Konstrukt. Allzu oft hören Ärzte und Therapeuten den Satz: »Aber ich war doch immer gesund.« Das mag stimmen, und viele Menschen sind wirklich lange gesund oder wenigstens symptomfrei. Doch irgendwann, meist etwa ab dem 40. Lebensjahr, manchmal auch schon eher, beginnen die ersten Unannehmlichkeiten. Jetzt zwickt es öfter mal hier, mal da, und es taucht vielleicht ein Hexenschuss auf. Das liegt leider nicht immer nur an einem ins Auto gehobenen Koffer. Nun ist die Zeit gekommen, da der Körper nicht mehr alles leicht allein kompensieren kann. In der Regel findet der Körper selbst eine Lösung, und er sucht zeit seines Lebens nach der ökonomischsten Variante: Er verdreht ein wenig das Becken hier, lässt dort den Kiefer etwas herüberrutschen, lässt Sie etwas hinken, um eine Bandscheibe zu schonen, und gleicht damit Unebenheiten aus. Irgendwann kommt eine Kleinigkeit dazu, vielleicht ein profaner Sturz über die Bordsteinkante, ein Alltagstrauma, wie es wirklich oft geschieht. Das ganze System gerät nun aus seiner Selbstregulation. Der Körper kann nicht mehr kompensieren und meldet sich mit starken Symptomen. Plötzlich scheint alles aus dem Ruder zu laufen.

Doch selten passiert das wirklich plötzlich. Die Dinge bahnen sich meistens langsam an. In unserer westlichen Anschauung jagen wir dann den einzelnen Symptomen hinterher. Doch etwas genauer betrachtet, steckt hinter jedem Symptom ein komplexes Körpersystem. Und dieses hat ein langes Leben mit vielen Ereignissen im Gepäck. Die momentane körperliche Situation bildet letztendlich immer die Summe der Dinge ab, und daher steht hinter jeder Regulationsstörung im autonomen Nervensystem ein Leben mit ein paar nicht verarbeiteten Erfahrungen: hier die hinuntergeschluckte Trauer über eine verpasste Chance, da ein Groll über irgendeine Person, ein paar Unfälle … Sie wissen selbst am besten, was alles auf Ihrer Liste steht. Im Laufe des Lebens stoßen uns die verschiedensten Dinge zu. Wenn es uns gelingt, sie zu verarbeiten, verschwinden sie. Aber manches summiert sich und bleibt wie Pech als Traumafolgestörung an uns kleben. Doch was klebt da eigentlich?

Vielleicht sind es genau die Dinge, von denen unser Umfeld sagt, dass sie doch schon lange vorbei sind – Dinge, die uns unserer Empfindung nach abgesprochen werden, und Gefühle, die wir der Meinung unserer Mitmenschen nach gar nicht mehr haben sollten: »Nun sei doch nicht immer so bockig oder so traurig oder so zurückgezogen«, oder dies oder das. Was tatsächlich mit Ihnen los ist, darf oft nicht sein, weil gerade die traumatisch verursachten Unebenheiten oft sehr lange dauern und nicht nur die betroffene Person, sondern auch das Umfeld involvieren und strapazieren.

Es geht um jene Dinge, die sich aus unserem Bewusstsein entfernt haben, gerade weil Traumata die Eigenschaft haben, viel zu schnell und heftig über uns zu kommen. Da bleibt oft keine Zeit zur Verarbeitung. Wir stürzen hin. Oh Gott, wie peinlich ist das denn! Mitten in der Stadt – hoffentlich hat das niemand gesehen, der mich kennt! Das starke Schamgefühl bringt uns dazu, uns schnell aufzurappeln und zu verdrängen. Als Kind hätten wir nach der Mama geschrien, geweint, wären getröstet worden, und irgendwann wäre der Schmerz vorbei gewesen. Die Mutter, die uns ernst nimmt und uns immer beisteht, ist elementar wichtig, aber leider nicht immer vorhanden oder anwesend, nicht in unserem Erwachsenenleben und nicht in unserer Gesellschaft, die das hektische Gerenne fast bis zur Besinnungslosigkeit betreibt. In der modernen westlichen Gesellschaft gilt es als Luxus oder aber als Zeichen von Schwäche, Gefühle zu haben und sie sogar zu äußern. Besser hält man hinter dem Berg und beschwichtigt die allseits beliebte rhetorische Frage »Wie geht's?« mit Standardantworten wie »Es muss« oder »Alles gut«. Diese knappen Antworten tauchen im allgemeinen Sprachgebrauch sehr häufig auf. Wer nach dem Befinden von anderen fragt, jongliert dann sozusagen mit einem heißen Eisen: Ist Nachfragen erwünscht oder wird es als aufdringlich empfunden?

In Teil 2 (ab Seite 96) werde ich darauf eingehen, wie sich die Sachverhalte der Polyvagal-Theorie in unseren Gesprächen abbilden und wie wir mithilfe der Theorie wieder besser zueinanderfinden können. Grundsätzlich ist es aber nicht verwunderlich, dass manche Dinge nicht mehr im Bewusstsein sind. Einerseits möchte die sich versteckende Gesellschaft nichts von sich preisgeben, andererseits befindet sie sich fast kollektiv im Kampf- oder Fluchtmodus und hat kaum Zeit für genaue Wahrnehmung und gründliche Verarbeitung. Von früh bis spät wird unser Gehirn mit Eindrücken bombardiert. »Ich komme gar nicht mehr runter«, sagen wir dann. Schnell wird der Rotwein am Feierabend unverzichtbar zum besseren Einschlafen. Wenn der nicht mehr hilft, gibt es härteren Alkohol, Pillen oder andere Drogen, mit denen man sich einfach wegbeamt. Das versucht man inzwischen auch mit Yoga und Meditation. Wie toll: zwischen all den Terminen schnell noch zum Yogastudio. Aber der Modus Kampf oder Flucht hat auch diesen Sektor längst erreicht. Der Sympathikus diktiert: Ich muss gut aussehen im Studio, perfekt im Yoga-Baum stehen und optimiert atmen. Da hilft eigentlich nur noch der Switch in eine Meditation. Aber Vorsicht! Ist das vielleicht eine verkappte Schockstarre à la »Einfach mal nicht da sein«? Ja, das mag kritisch klingen und soll, vor dem Hintergrund der Polyvagal-Theorie, einfach Ihre Selbstreflexion aktivieren: Meditieren Sie, um sich zu regulieren oder um sich abzuspalten? Üben Sie Yoga, um einen Ausgleich zu schaffen, oder bedienen Sie das Sie beherrschende Reaktionsmuster? Wie finden wir da jetzt einen guten Weg?

In diesem Buch soll vor allem jeder Einzelne die förderlichen Möglichkeiten des Modells der Polyvagal-Theorie kennenlernen. Denn wir können nichts Besseres tun, als uns als Mensch und Nervensystem zu verstehen und uns selbst zu regulieren. Es geht nicht darum, eine Liste von Übungen nacheinander abzuarbeiten, sondern um ein generelles Grundverständnis. Es geht um jeden Menschen als Einzelperson und gleichzeitig um uns alle als Gesellschaft. Wir gehören alle dazu und sind unweigerlich Teile einer Gemeinschaft von Lebewesen – in Deutschland, auf der ganzen Welt, Menschen, Tiere und Pflanzen. Es geht nicht um den Einzelnen, der vielleicht mit ungewöhnlichen Lebensverhältnissen oder seltsamem Verhalten ausschert. Wir gehören alle zusammen, zumindest hängen wir als Nervensysteme alle aneinander.

Stellen Sie sich eine Massenpanik vor. Kaum reagiert einer panisch, werden nach kurzer Zeit alle panisch. Fängt einer an zu tanzen, tanzen bald alle. Summt einer, stimmen die Leute alle ein. Sie kennen die Übertragungen von Fußballspielen, bei denen die Fans auf den Rängen stundenlang das Gleiche singen, und die Szenen von Demonstrationen, auf denen Sprechchöre skandiert werden. Als Rudeltiere sind wir voneinander abhängig und übertragen aggressives oder destruktives Verhalten zwischen uns wie ein Virus. Wir können aber genau deswegen umgekehrt auch in der Regulation voneinander profitieren. Wenn Sie reguliert durch die Welt gehen, werden Sie als gesundes Nervensystem andere mit Ihrer intakten Regulationsfähigkeit anstecken. Diese Ansteckung funktioniert sowohl in die traumatisierende als auch in die gesunde Richtung. Als Einzelne werden wir vom Nächsten traumatisiert oder aber reguliert.

Bei den Übungen und Erklärungen in diesem Buch geht es vorrangig darum, dass Sie sich und damit Ihr Nervensystem erkunden. Dennoch fällt der Blick auch immer wieder auf unsere Mitmenschen und führt zu der Frage, wie Sie Traumatisierungen durch andere entgehen können. Wir fragen uns, warum in unserer Zeit Gewalt so krass und brutal und vor allem immer häufiger auftritt. Unter dem Aspekt von Trauma müssen wir davon ausgehen, dass ein Opfer, wenn es sich nicht gut vom Erlebten erholt und keine ausreichende Hilfe bekommt, durchaus zum Täter werden kann, weil die aufgestaute Energie ein Ventil sucht und meistens auch findet.

Noch ein Fallbeispiel

Stellen wir uns mit Blick auf die Polyvagal-Theorie einfach mal vor, dass ein Mensch bisher in tiefster Zufriedenheit gelebt hat. Er kannte keine ernsthaften Sorgen und war körperlich völlig gesund. Plötzlich geschieht etwas

Unvorhergesehenes. Er geht auf eine Großveranstaltung, bei der getanzt und gefeiert wird. Dort gilt die unausgesprochene Regel: Heute sind wir alle gemeinsam lustig und ausgelassen. Die laute Musik treibt die Partygäste zum Wiegen, Schwingen und Umhertanzen an. Das wechselseitige Anstecken der Nervensysteme funktioniert wie oben beschrieben automatisch und erfasst auch unseren Herrn X – bis zu einem Punkt: Auf einmal fliegt ihm aus der gesichtslosen Menge eine Flasche an den Kopf. Er hatte weder Gelegenheit, sich darauf vorzubereiten, noch sich zu schützen, geschweige denn, sich zu wehren. Er ist unvorhersehbar mit einem Wurfgeschoss angegriffen worden – von einem wildfremden Menschen und völlig unverschuldet. Das erzeugt einerseits eine körperliche Wunde mit Schmerzen, andererseits – und diesen Aspekt wollen wir ja hier beleuchten – kippt sein Nervensystem in Sekundenschnelle in den Modus des Sympathikus. Denn in dem Moment, in dem sein Körper den Angriff verspürt, erreicht eine Alarmmeldung den Hirnstamm. Wegrennen geht nicht, er steckt ja fest in der Menge. Sich zu wehren, also die Tänzer ringsum anzugreifen, bringt nichts, denn die waren ja nicht schuld. Erstaunlicherweise interessieren sie sich auch nicht für ihn, er ist ja ein Fremder. Einige drehen sich sogar weg.

Hier könnte man weiterphilosophieren, was solch ein Angriff mit Beobachtern macht. Mit Sicherheit bleibt er bei den Umstehenden nicht unbemerkt – gerade bei denen, die sich wegdrehen. Vielleicht ließe sich dieses Verhalten mit dem Totstellreflex erklären: Weil die Situation unklar ist und weil niemand weiß, was als Nächstes passiert, stellen sie sich unbewusst durch Wegdrehen tot und versuchen so, einer eigenen Verletzung zu entgehen oder sich zumindest ihrer Verantwortung gegenüber dem Nächsten – bewusst – zu entziehen.

Doch zurück zum eigentlichen Gewaltopfer. Bei ihm verbleibt die aktivierte extreme Kampfenergie im Körper und im Nervensystem. Bei fehlender Hilfe anderer hilft uns der Kampf- oder Fluchtmodus in solchen Situationen, irgendwie zweckmäßig weiterzufunktionieren. Menschen berichten nach Unfällen sogar sehr oft, dass sie nicht wissen, wie sie sich verhalten und die erste Schockphase überstanden haben, der Selbsterhaltungstrieb schafft so einiges.

Bis der Körper und das Nervensystem von Herrn X Gelegenheit bekommen werden, sich zu entladen, wird noch einige Zeit vergehen. Er hat sich irgendwie den Weg hinaus gebahnt und nach Hause gefunden, wo er von seiner Partnerin empfangen wird. Die erschrickt natürlich bei seinem Anblick, und obwohl sie es nicht möchte, fängt sie fürchterlich zu zetern an. Eben hatte sie noch gemütlich gelesen, jetzt steckt sie wohl im Kampfmodus: Er sei ja selber schuld, warum geht er auch auf so eine Veranstaltung! Eher ruppig versorgt sie die Wunde und schimpft dabei weiter. Im Muster von Angriff und fehlender Verteidigung bestreitet unser Mann seinen Alltag nun unentwegt im Muster von Kampf oder Flucht. Das kann ganz verschieden aussehen: Vielleicht wird er mürrisch, vielleicht fängt er an, mit seinem Auto zu rasen, und muss dafür oft Bußgeld bezahlen. Vielleicht kommen irgendwann Schlafstörungen, und bei der Arbeit ist er zunehmend unkonzentriert. Seine Fehler kann der kleine Betrieb nicht mehr tragen, man kündigt ihm, und so nimmt seine Pechsträhne, eine Reihe von Ungerechtigkeiten, ihren Lauf. Wie wäre es wohl verlaufen, wenn der Flaschenwerfer sofort geschnappt und bestraft geworden wäre? Wenn er sich entschuldigt hätte? Wenn die Umstehenden sich rührend um ihn gekümmert hätten? Wenn er unmittelbar ein paar Therapiestunden hätte bekommen können, um das Erlebte zu sortieren und zu verarbeiten?

Vielleicht können Sie eine ähnliche Geschichte von sich selbst erzählen. Aber jetzt ist auch ein guter Moment, um nochmals die kleine orientierende Übung einzubauen: Die Füße am Boden spüren, das Gesäß auf der Sitzfläche. Pause. Durchatmen, langsam ein und lange aus. Geräusche, Gerüche, Orientierung im Hier und Jetzt, wo es Ihnen gut geht. Was Sie gelesen haben, ist eine erdachte Geschichte, auch wenn sie vielleicht Teilen Ihres Lebens ähnelt. Versuchen Sie zu spüren, wie sich Ihr Körper wieder entspannt und woran Sie merken, dass er sich entspannt. Das ist die Regulation, um die es hier gehen soll.

Manchmal lohnt es sich, das eigene Leben zu hinterfragen. Und ja, vielleicht haben Sie sich geärgert oder ärgern sich immer noch über irgendetwas Ungerechtes, das Ihnen widerfahren ist – gerade weil ich Sie mit der Geschichte über die geworfene Flasche auf die Idee gebracht habe, selbst eine aus der Erinnerung hervorzuholen. Das geht rasend schnell. Vielleicht haben Sie nach einem Autounfall kein Recht bekommen, obwohl Sie im Recht waren …

Aber wo in unserer Gesellschaft ist Platz für den riesigen Haufen Ärger, der sich unter anderem in Unfallopfern anstaut? Vielleicht bei einer Handvoll Therapeuten. Aber da muss man ja erst einmal hin, wenn man überhaupt einen gefunden hat, und den Zusammenhang zwischen Wut und Trauma herausarbeiten. In aller Regel bleibt der Ärger im Körpersystem stecken, und der Betroffene bleibt damit allein. Wie oft höre ich von meinen Patienten, dass ihre Angehörigen das Thema schon gar nicht mehr hören können! Mit solcher Ablehnung und Verweigerung vergeben wir eine Chance auf Heilung und die Chance auf mehr Ruhe und Frieden innerhalb unserer Gesellschaft.

Das Verknüpfen von losen Enden braucht Zeit, Gelegenheit und hilfsbereite Mitmenschen, die das Leid mit uns teilen und die Dinge nicht einfach wegreden wollen, die mit uns trauern und es in Ordnung finden, wenn wir aus bestimmten Gründen wütend sind. Wir brauchen Menschen, die uns sagen, dass die Geschichte hinter unserem Trauma wahr ist und wirklich schlimm war, und eben gerade nicht, dass es doch gar nicht »sooo schlimm« war. Kommunikation ist subtil und hat dadurch eine unglaubliche Macht. Wird uns eine Empfindung von einer anderen Person ausgeredet, bleibt sie ein ewig loses Ende – zuerst als Trauer und irgendwann vielleicht als Wut. Irgendwann beginnt vor lauter unterdrückter Wut der Körper zu schmerzen. Wenn Sie echte Linderung suchen, sollten Sie zuerst sich selbst auf Regulationsstörungen erforschen.

TEIL 2

Wege zur Veränderung: Die eigene Physis verstehen

2.1

Die Körperreise beginnt

In diesem Kapitel nehme ich Sie mit auf eine Wahrnehmungs- und Beobachtungstour durch die Physis und ihr Nervensystem. Dieses Kapitel ist das wichtige Bindeglied zwischen Theorie und Praxis in Bezug auf den Zustand und die Regulation des Nervensystems – des Ihren und dessen Ihrer Mitmenschen. Es gilt also nun, nicht allein die eigene Physis zu erkunden, sondern durchaus den in diesem Sinne neugierig wahrnehmenden, jedoch wertfreien Blick auf Ihre Mitmenschen auszuweiten. In diesem Kapitel werden Sie Hinweise und Anzeichen kennenlernen, die dann Ihrem geschulten Blick zeigen, wo Sie oder Ihre Mitmenschen auf der Erregungskurve Ihres Nervensystems stehen. Es gibt untrügliche Symptome für alle drei Hauptgruppen: jene, die sich eher im oberen, übererregten Teil des Spektrums aufhalten, dann jene, die gesund und damit reguliert schwingen, und schließlich jene, die öfter eher im unteren, erstarrten Teil verharren. Ich möchte Sie bitten, für alles, was Sie beobachten, volles Mitgefühl aufzubringen und niemals in Auf- oder Abwertungen des Entdeckten abzugleiten, denn die Anleitung zur Erkundung der Anzeichen soll keinesfalls zu einem Nährboden für Stigmatisierungen werden.

Im ersten Teil haben Sie schon eine Menge Hintergrundwissen zum Thema Trauma, Traumafolgen und zur Polyvagal-Theorie bekommen. Doch Fachwissen allein genügt nicht, um spürbare Veränderungen herbeizuführen. Deshalb geht es nun um die Beobachtung Ihres eigenen Körpers, um die körperlichen Reaktionen auf bestimmte Reize und darum, wie diese Mechanismen maßgeblich unser aller Verhalten beeinflussen. Denn, wie Sie im ersten Teil ebenfalls schon erfahren haben, überträgt das eine Nervensystem seine Schwingungen auf das nächste. Eine aufgeregte Person kann die nächste mit dieser Ladung anstecken, genauso kann eine sehr ruhige, gut regulierte Person eine aktivierte Person wiederum beruhigen. Sie werden lernen, biologische Anzeichen zu erkennen und richtig zu deuten. Sie werden Aha-Erlebnisse haben und die Hintergründe verstehen, warum sich einige Ihrer eigenen Verhaltensweisen in bestimmten Situationen stereotypisch wiederholen.

Um die Übungen in Teil 3 dieses Buchs effektiv anwenden zu können, ist es unverzichtbar, die eindrucksvoll deutlichen, aber auch die subtilen Signale des Körpers zu kennen. Warum tränen Ihnen plötzlich die Augen, obwohl Sie gar nicht traurig sind? Oder warum müssen Sie auf Toilette oder bekommen eiskalte Finger, wenn es aufregend ist? Unserem Verhalten liegt immer die unterbewusste Entscheidung unseres Hirnstamms zugrunde: Lauert gerade Gefahr oder kann ich mich in Sicherheit wiegen und mich entspannen, regenerieren und kraftvoll frei entfalten? Je nachdem, wie sich unser Gehirn entscheidet, startet eine automatisierte Programmschleife. Wie Sie bereits erfahren haben, besteht die Wahl zwischen dem Sympathikus-Notprogramm Kampf oder Flucht und dem dorsalvagalen von Schockstarre oder Unterwerfung oder aber dem entspannten Agieren. Das Gute daran ist die Tatsache, dass zwar ein automatisches Programm anspringt, wir aber Möglichkeiten haben, dies zu bemerken und einen gewissen Einfluss darauf zu nehmen. Sie werden mit dem Training in diesem Buch Ihrem Gehirn und Ihrem Körper nicht die Fähigkeit nehmen, in einer bestimmten Art und Weise zu reagieren, aber mehr und mehr lernen, überschießende Reaktionen zu erkennen und trotz und während dieser Reaktionen über sich zu reflektieren. Daran können Sie Ihr Übungsprogramm ausrichten und Ihren Körper sowie Ihr Nervensystem in der Regeneration unterstützen.

Und nun mal Hand aufs Herz: Wie oft haben Sie vor der Lektüre dieses Buchs darüber nachgedacht, ob Sie sich gerade im Kampf-Flucht-Modus befinden, normal agieren, in der Schockstarre verharren oder sich unterwerfen? Vielleicht denken Sie sich auch gerade: »Warum sollte ich das tun? Mein Körper funktioniert doch.« Das tut er ganz sicher, häufig wirkt der Rückgriff auf die Überlebensmuster jedoch erschöpfend. Die verschiedenen Zustände am eigenen Körper sicher unterscheiden zu können wird Ihnen immens helfen, sich selbst besser zu verstehen und sich in Ihrem Nervensystem der bestmöglichen Ökonomie anzunähern. Darüber hinaus werden Sie anhand der Beobachtung der Physis Ihrer Mitmenschen auch diese besser in ihrem Verhalten einordnen können. Ich bin fest davon überzeugt, dass mit dem Wissen über die Polyvagal-Theorie grundsätzlich ein angenehmeres Miteinander in der Gesellschaft entstehen kann. Es wird Ihnen leichter fallen, Dinge im Alltag nicht mehr so persönlich zu nehmen, und durch das Ausbalancieren der verschiedenen Anteile des Nervensystems werden Sie im Laufe der Zeit mehr Vitalität gewinnen. Ein dauerhaft übererregtes Nervensystem verbraucht mehr Ressourcen als ein ökonomisch funktionierendes. Das heißt, wer sich jahrelang sehr oft oder gar ständig im Kampf- oder Fluchtmodus befindet, wird über kurz oder lang in einer Erschöpfungssituation mit einer Reihe von körperlichen und psychischen Symptomen landen.

Für den Schritt über die Schwelle vom autonomen Funktionieren zum bewussten und reflektierten Agieren braucht es etwas Mut, sich selbst unbefangen zu begegnen. Ich kann es nicht beschönigen: Wenn wir ernsthaft etwas an uns und damit an unserer Situation verändern wollen, müssen wir den Tatsachen ins Auge blicken und versuchen, unsere autonom ablaufenden Strategien zu erkennen und zu verstehen. Es ist sehr hilfreich, aber natürlich nicht immer nur angenehm, die eigenen Überlebensprogramme zu erkennen und ihr Anspringen zu durchschauen. Der Prozess einer Veränderung fühlt sich oft unbequem an, das liegt in der Natur der Dinge. Aber lassen Sie sich durch anfängliche Widerstände keinesfalls entmutigen. Alle Ihre Empfindungen gehören untrennbar zu Ihrem Leben und machen Sie als Menschen aus. Und ich bin mir ziemlich sicher, dass Sie am Ende dieser Lese- und Übungserfahrung richtig Spaß mit diesem Anwendungsmodell haben werden.

2.2

Der innere Beobachter und wie wir ihn kreieren

Der innere Beobachter ist Ihre Fähigkeit, sich selbst ehrlich und wertfrei wahrzunehmen, und zwar idealerweise in jedem einzelnen Lebensmoment. Er wird zu einem besonders wertvollen Instrument, wenn Sie ihn täglich zu Wort kommen lassen. Im Prinzip ist er eine neutrale Instanz, die aus der Vogelperspektive beziehungsweise aus einer gewissen Distanz auf Sie und in Sie hineinschaut und -fühlt. Der innere Beobachter beschreibt interpretationsfrei, wie er Sie oder Ihr Verhalten im jeweiligen Moment sieht oder erlebt. Er ist stets ruhig und wohlgesinnt, unbeirrt von der Art, Dimension und Macht der Dinge, die er wahrnimmt. Gütig wie ein alter Weiser nimmt er auf, was Sie im jeweiligen Moment ausmacht: Wut, Scham, Ärger, Feuereifer, Lust, Anspannung, Ohrenrauschen, Hektik, Entspannung, Kribbeln – jedes Gefühl, jeder körperliche Zustand, jeder Gedanke, jeder Handlungsimpuls und schlussendlich jede Handlung finden Beachtung in den Augen des unabhängigen Beobachters, und alles darf sein, wie es ist. Wenn er aktiviert ist, das heißt, wenn Sie sich konzentriert der Selbstbeobachtung hingeben, wechseln sich laufend zwei Schritte ab, nämlich das Wahrnehmen an sich und das Beschreiben dessen, was Sie wahrnehmen.

Versuchen Sie, im Laufe der Zeit all Ihre Sinne einzubeziehen. Gerade im Kontext von Traumatisierungen kann es sein, dass sich bestimmte Empfindungen übertrieben stark präsentieren. Genauso kann es sein, dass bestimmte Bereiche Ihrer Wahrnehmung gedämpft oder abgeschaltet sind. Gehen Sie mit allem um, was im jeweiligen Moment gerade da ist, und lösen Sie sich von jeglichem Mangeldenken im Sinne von: »Ich müsste doch etwas fühlen können.« Nein, das müssen Sie nicht, denn beim inneren Beobachter geht es darum wahrzunehmen, was jetzt gerade da ist – durch Hören, Riechen, Sehen, Schmecken, Fühlen.

Konzentrieren Sie sich auf Ihre körperinneren Aspekte und Vorgänge. Hören Sie Ihrem Körper zu, achten Sie auf Ihren Herzschlag und das Rauschen des Blutes in den Ohren, nehmen Sie Ihren Atem wahr, riechen Sie Ihre eigene Physis.

In einer extrem stressigen Situation riecht der eigene Schweiß anders, als wenn Sie entspannt durch die Natur wandern. Im Sehen beziehen Sie sich vor allem auf die Sie betreffenden inneren Bilder oder körperlichen Zeichen, weniger auf das Außen. Erkunden Sie Ihre eigenen Gefühle und Körperempfindungen. Nehmen Sie zum Beispiel wahr, wo sich im Körper ein Kribbeln, Zucken, Anspannung oder etwas ganz anderes zeigt.

DEN INNEREN BEOBACHTER AKTIVIEREN

Spüren Sie direkt jetzt in die gegenwärtige Situation und, wenn möglich, in Ihren Körper hinein. Was spüren Sie? Welche körperlichen Empfindungen können Sie wahrnehmen? Wie halten Sie das Buch? Sind die Finger locker oder eher verkrampft? Welche Gedanken haben Sie? Welche Gefühlsqualitäten können Sie wahrnehmen? Welche Emotionen zeigen sich? Können Sie Ihren Atem spüren? Wie fühlt der sich an? Schnell oder langsam, flach oder tief? Wie fühlt sich Ihr Unterkiefer an? Locker oder angespannt? Was können Sie sonst noch wahrnehmen? Bleiben Sie bei der reinen Beschreibung der Faktenlage. Sobald Sie spüren, dass Sie zu interpretieren beginnen, nehmen Sie dies zur Kenntnis und kehren Sie zur eigentlichen Übung zurück. Bleiben Sie etwa eine Minute in dieser Aufmerksamkeit.

Üben Sie, so oft Sie mögen, aber täglich mindestens einmal, Ihren inneren Beobachter mit diesen kleinen Wahrnehmungsübungen bewusst zu aktivieren. Im Laufe der Zeit werden Sie spüren, wie Sie automatisch immer wieder in die Selbstbeobachtung übergehen. Die Übung kann im Stehen, Gehen, Sitzen und Liegen sowie an jedem Ort, an dem Sie sich befinden, ausgeführt werden. Ihr Alltag wird ab jetzt zum Übungsfeld, denn jeder Moment ist spannend und interessant.

Formulieren Sie alle Wahrnehmungen in der Ich-Form. Ich möchte das an einigen Beispielen verdeutlichen: Wenn Sie im Urlaub in einer tollen Hängematte liegen, wundervollen Blütenduft und Meeresrauschen rund um sich wahrnehmen, dann wird der innere Beobachter wahrscheinlich einen ziemlich friedlichen, entspannten Zustand melden. Der Satz, den Sie dann für sich formulieren könnten, könnte etwa lauten: »Ich bin friedlich und entspannt, ich höre meine Eingeweide behaglich gluckern, und mein Atem vertieft sich.« Oder: Wenn Sie in einem Vortrag sitzen und plötzlich merken, dass Ihre Augen und Ihre Gedanken vom Redner wegdriften, dann lässt Sie der innere Beobachter sagen: »Jetzt wandert mein Blick nach draußen in die Weite, und meine Gedanken schweifen ab.« Wenn Sie Ihren inneren Beobachter aktivieren, ist es quasi so, als ob Sie einer anderen Person eine reine Tatsachenbeschreibung über Ihr inneres Erleben und Ihr Verhalten abliefern: Jetzt kribbelt der rechte Fuß. Jetzt atme ich gerade tief ein. Jetzt spüre ich etwas Scham. Jetzt spüre ich Schmerzen im Nacken und so weiter. Wollen Sie es gleich einmal ausprobieren?

2.3

Wozu wir den inneren Beobachter brauchen

Je besser es uns gelingt, in uns einen unabhängigen Beobachter zu entwickeln, desto größer ist die Chance, dass wir rechtzeitig regulierende Maßnahmen einsetzen können. Ziel dieses Abschnitts ist es, dass Sie sich innerhalb der eingehend beschriebenen vier körperlichen Zustände Kampf, Flucht, Schockstarre und normalem Agieren sicher orientieren können. Nur in einem Zustand von Sicherheit kann Ihr Körper ökonomisch arbeiten, sich regenerieren, gesunde Kontakte aufnehmen und gestalten sowie langfristig gesund und vital bleiben, um die erforderlichen Leistungen zu erbringen oder Neues zu lernen.

2.4

Die Symptome autonomer Zustände

Jetzt, da Sie gelernt haben, Ihren inneren Beobachter zu aktivieren, lohnt sich der differenzierte Blick auf Symptome, Körperempfindungen, Körperzustände und Gefühle. Damit Sie immer wieder eine Regulation in Ihrem Körper herbeiführen können, müssen Sie diese Anzeichen bei sich selbst bemerken und interpretieren können. Manche Anzeichen sind sehr klar: Aus meiner Praxis weiß ich zum Beispiel, dass vielen Menschen bewusst ist, dass zu viel Stress oft zu einem rebellierenden Magen führt, und die berühmte Urlaubsverstopfung kennen auch recht viele. Doch was bedeuten diese Symptome? Welcher funktionale Sinn und Zweck steckt hinter der jeweiligen Anpassung? Anhand welcher spezifischen Verhaltensweisen wird diese Anpassung sonst noch erkennbar? In diesem Buch soll es vor allem darum gehen, sich polyvagal zu orientieren, das heißt, sich selbst in einen der drei nach Stephen W. Porges beschriebenen adaptiven Zustände einzuordnen. Doch das ist noch nicht alles, denn auch der zweite Schritt ist äußerst hilfreich: die unverkennbaren Zeichen am Mitmenschen zu erkennen und zu deuten. Wenn sich zwei oder mehr Partner in das System der gesunden Verbundenheit hineinbegeben können, wird das höchstwahrscheinlich zu einem gelungenen Gespräch oder Vorhaben führen.

Vom ventralen Vagus gelenkt: in gesunder Verbundenheit

Ein vom ventralen Vagus bestimmter Mensch strotzt vor Liebe, Glück und ausgeglichener Schaffenskraft. Kein Weg ist ihm zu weit, keine Frage zu viel. Der ventrale Vagus lächelt voller Güte aus der Mitte seines Herzens. Er liebt die Menschen, und vor allem liebt er das Leben. Er ist ein sehr guter Zuhörer, der mit sanfter, weicher Stimme sowie ebenmäßigen Gesichtszügen an einem Gespräch teilnimmt. Er nimmt jeden und jede so an, wie er oder sie ist. Er wertet nicht, sondern ist an Kommunikation und einer guten Gemeinschaftsbildung interessiert. Befindet man sich in Gesellschaft eines vom ventralen Vagus gut regulierten Menschen, stellen sich mit Sicherheit ein Wohlgefühl und ein Gefühl des Angenommenseins ein. Diese Lage des Nervensystems zeigt Ihnen der Körper folgendermaßen an:

Kopf: Das Gesicht wird eine normal gesunde bis rosige Haut zeigen. Die Gesichtszüge wirken grundsätzlich weich, freundlich, harmonisch – ein Gesicht, in das man gerne schaut. Außerdem werden Sie ein Gesicht entdecken oder selbst haben, das Ihr Vertrauen weckt und Ihnen ein Gefühl von Sicherheit vermittelt. Die Augen sind normal groß und anderen Menschen gegenüber offen und zugewandt. Mit ruhigen Bewegungen schauen sie unbefangen und zielgerichtet umher und lassen allen, die von diesen Augen beobachtet werden, ausreichend Spielraum. Das Gesicht lächelt, lacht oder zeigt sich zumindest ruhig und freundlich. Der Atem fließt ruhig und entspannt durch die Nase ein und aus, sodass die Atmung kaum hör- oder sichtbar ist. Das Hören funktioniert sehr gut, Geräusche können gefiltert werden, auch gemischte Geräuschkulissen sind kein Problem.
Arme: Wie der ganze Körper wirken auch die Arme eher ruhig und unauffällig. Mit wohlbedachten, anmutigen Bewegungen, denen man durchaus gern zuschaut, erledigt der vom ventralen Vagus regierte Mensch seine Aufgaben. Die Arme sind normal gut durchblutet, die Muskeln kräftig. Die innere Ruhe lässt auch die Hände ruhig werden und feinste Arbeiten präzise ausführen. Eine schöne, nahezu makellose Handschrift spiegelt das ruhige Gesamtbild wider.
Rumpf: Der Rumpf wirkt stabil, klar und ökonomisch aufgerichtet. Er bewegt sich mit Leichtigkeit in alle Richtungen und ist damit eigentlich unauffällig. Er befindet sich mit dem Becken und dem Kopf im Lot. Die Schultern sind locker und weit geöffnet, der Brustkorb ebenfalls weit geöffnet. Der Atem fließt mühelos in die drei großen Regionen Bauch, Flanken und Brustkorb. Die inneren Organe funktionieren einwandfrei. Am deutlichsten ist dies im Allgemeinen an der gut funktionierenden Verdauung zu spüren.
Beine: Genau wie die Arme werden auch die Beine in diesem Muster gut versorgt, das heißt gut durchblutet, um normale Leistung zu erbringen. Die Beine erholen sich nach sportlichen Aktivitäten sehr gut. Die Füße werden allgemein als ausreichend warm empfunden und sehen rosig aus, Nägel und Nagelbett sind intakt. Eventuelle Wunden verheilen gut und schnell. Außerdem können die Beine durch intaktes Tastempfinden als gut geerdet wahrgenommen werden. Es besteht ein angenehmer Kontakt zum Boden. In unbewegten Positionen wie

Stehen oder Sitzen werden die Füße und damit auch die Beine entspannt auf den Fußflächen abgestellt.

Gefühlserleben und Verhalten: Das Agieren geschieht jederzeit mit Weitblick. Das Gefühlserleben in diesem Muster ist vor allem positiv und entspannt sich selbst und anderen gegenüber. Mitgefühl für sich und andere scheint diesem Muster angeboren zu sein. Anderen Nervensystemen tritt dieser autonome Zustand voller Vertrauen, Neugier und in guter Verbindung gegenüber. Beziehungen zu anderen Menschen wie Kollegen, Nachbarn, Familienmitgliedern oder Lebenspartnern werden gern und unvoreingenommen eingegangen. Der Welt wird gesunde, nicht zwanghafte oder von Ehrgeiz getriebene Neugier entgegengebracht.

Kommunikation: Gespräche werden gern geführt und sind so etwas wie ein Lebenselixier für den ventralen Vagus. Sie aktivieren das System der sozialen Verbindung und können daher als Strategie dafür dienen, von einem Zustand höherer Erregung wieder in den normalen zu wechseln. Die Kommunikation ist allgemein durch viel Offenheit, Wertschätzung und Zuversicht charakterisiert. Geduldiges Nachfragen und Bestätigen oder Anerkennen des Gesagten lassen ein Gespräch auf Augenhöhe entstehen.

Mit aktiviertem Sympathikus: »Hansdampf in allen Gassen«

Wenn in unserem Körper der Sympathikus dominiert, heißt das grundsätzlich, dass wir uns in einem Zustand von gesteigerter Aktivität und damit in Anspannung befinden. Dabei ist tatsächlich völlig egal, ob wir äußerlich ruhig sitzen, durchs Einkaufszentrum hetzen, augenscheinlich schlafen oder uns bewegen, denn es geht hier in unserer Anschauung um den Zustand des Nervensystems. Es kann also sein, dass jemand ruhig sitzt und dennoch höchst angespannt ist. Woran könnte man das erkennen?

Kopf: In einer vom Sympathikus beherrschten Situation – und das kann auch positiv empfundener Stress sein – ist das Gesicht eher gerötet bis knallrot, die Augen sind meist weit aufgerissen oder aber eng zugekniffen. Die Pupillen sind geweitet, wirken messerscharf und haben einen fokussierenden, starren oder aber nervös umherschweifenden Blick. Manchmal ist auch irrational gehäuftes Zwinkern zu beobachten. Die Unruhe der Augen scheint sich im Gespräch direkt auf das Gegenüber zu übertragen. Die Stirn wird oft hochgezogen und in Falten gelegt. Die Zahnreihen beißen häufig aufeinander, und manchmal sieht man diese Muskelaktivität an rhythmischen Bewegungen außen an der Wange. Öfter zeigt sich ein gehetzter, angestrengter Atem mit deutlich hörbarem Ausatmen, Pusten, Stöhnen. Nicht immer, aber oft lässt sich bei vom Sympathikus bestimmten Menschen eine Mundatmung beobachten. Manchmal kann sich der Eindruck einstellen, dass der Betroffene förmlich explodieren könnte. Oft äußern vom Sympathikus Gehetzte die wahnsinnige Anstrengung, in der sie sich befinden. Häufig haben sie trockene, brennende Augen, die sich besonders gegen Abend mit dem Scharfstellen schwertun. Die Sprache ist schnell, hastig, hoch, kehlig oder wirkt gepresst. Wortendungen werden gern verschluckt. Der Sympathikus bereitet Schwierigkeiten, andere ausreden zu lassen und ihnen nicht laufend ins Wort zu fallen. Oft ist der Mund trocken, und ein Glas Wasser wird gern angenommen. Das Gehör stellt sich auf die Ortung von akustischen Warnzeichen ein, eine Geräuschüberempfindlichkeit ist möglich. Gemischte Geräuschkulissen wie zum Beispiel in einem Einkaufszentrum oder einer Bar werden als unangenehm wahrgenommen. Häufig kommt es in diesem Zusammenhang zu Ohrgeräuschen. Schlaf- und Konzentrationsstörungen werden von Betroffenen oft als sehr belastendes Symptom vorgetragen. Gesteigerte Geruchsempfindlichkeit, Morgenübelkeit oder auch Ekelgefühle werden häufig geschildert. Ebenfalls typisch sind morgendliche Verspannungen in den Kiefergelenken aufgrund von Zähneknirschen im Schlaf, die sich als Kopf- und Nackenverspannungen oder sogar als Kopf- und Nackenschmerz maskieren können.

Arme: Zum Kampf bereit, sind beide Arme gern und oft angewinkelt, die Hände zu Fäusten geballt, manchmal so stark, dass sie an den Knöcheln weiß werden. Das Muster lässt sich auch einseitig beobachten: So wird zum Beispiel beim Gang durch eine Menschenmenge ein Arm schützend vor der Brust angewinkelt. Überschwängliches Gestikulieren, vor allem beim Sprechen, lässt das Gegenüber manches Mal auf Sicherheitsabstand gehen. Ebenfalls nicht unüblich sind hektische und fahrige Bewegungen beim Hantieren, da fällt schnell ein Stift herunter oder eine Flasche um. Die Haut um die Fingerkuppen ist oft trocken und rissig. Die Hände können vor innerer Anspannung zittern. Die Finger trommeln unruhig auf irgendeiner Unterlage, lassen nervös Münzen oder Schlüssel klimpern oder zupfen unentwegt an der Kleidung herum. Die Achseln, vom Schweiß nass, durchfeuchten die Kleidung. Stechender Schweißgeruch signalisiert erhöhten Dauerstress, denn frischer Schweiß ist nahezu geruchlos. Die Hände samt Fingern sind oft kalt oder kaltschweißig. Manchmal fehlt die Behaarung auf ein paar Zentimetern, während sie am restlichen Arm vorhanden ist.

Rumpf: Der Rumpf wirkt oft aufgetürmt, hochgezogen oder allgemein starr. Der Nacken kann chronisch schmerzhaft oder verspannt sein, weil der Kopf tendenziell zur Flucht nach vorn strebt. Wegen des eher flachen Atems wirken die Rippen in ihrer Atembewegung eher starr. Manchmal wölben sich die unteren Rippenbögen sichtbar nach außen, manchmal ziehen sie sich deutlich nach innen. Dies korreliert oft mit der Situation der Bauchmuskulatur und der Eingeweide. Wenn diese Situation länger anhält, entsteht oft ein Rundrücken mit nach vorn gezogenen Schultern. Der Brustkorb wirkt eng, und die Betroffenen klagen über Atemprobleme oder auch Stechen in der Brust oder in der Brustwirbelsäule. Obwohl der Internist häufig keinen organischen Befund feststellen kann, beunruhigen häufig Herzklopfen, Herzrasen und Herzstolpern die Betroffenen. Oft besteht Bluthochdruck, gleichzeitig wird die Einnahme von Bluthochdruckmitteln banalisiert. Die Bauchatmung ist oft erschwert, was vielen gar nicht bewusst ist. Das Einüben einer vermeintlich gesünderen Atmung führt oft zu einer Überanstrengung im Nacken. Die Baucheingeweide verkrampfen sich, und es treten öfter Bauchschmerzen oder Blähungen auf, die sich manchmal als Stechen unter einem Rippenbogen bemerkbar machen. Häufig kommt es zu Durchfall, Verstopfungen oder beidem im Wechsel, vor allem, wenn die Regulationsstörung fortgeschritten ist und sich mit Erstarrung abwechselt. Libidoverlust und mangelnde Erektionsfähigkeit sind ebenfalls Zeichen des sympathikotonen Musters.

Beine: Im Sitzen beobachtet man bei einem vom Sympathikus hoch erregten Menschen oft das nervöse Auf-und-Ab-Wippen mit einem Bein, das wirkt, als wollte derjenige geradezu flüchten. Etwas weniger auffällig, aber auch diesem Zustand zugehörig sind nach hinten verkrampft unter den Stuhl gezogene Füße. Die Füße sind oft kalt, Teile der Beinmuskulatur schmerzhaft verspannt, vor allem die Wadenmuskeln. Im Stehen ist das Gewicht wie zum Sprung bereit auf die Vorderfüße verlagert. Die Zehen sind oft verkrampft und beulen im Extremfall sogar die Schuhe nach oben oder zur Seite aus. Beim Gehen verrät sich dieser Typ durch unelastisches, hörbares, mitunter schwer klingendes Auftreten, denn die verkrampfte Fuß- und Beinmuskulatur behindert eine geschmeidige Abrollbewegung. Die durch starke Verkrampfung fehlende Pufferfunktion wird häufig durch übermäßige Verhornung an der Fußsohle kompensiert.

Gefühlserleben: Menschen, die durch den autonomen Modus des Sympathikus dominiert sind, äußern oft intensive Gefühle wie Wut, Ärger und Zorn, aber auch Angst, Panik, Hass und Unsicherheit sind ganz typisch.

Allgemeine Charakteristik: Der vom Sympathikus regierte Mensch fällt oft durch wildes Gestikulieren, schnelle Aufregung und echauffiertes Verhalten auf. An jeder Front kämpft er und sieht die Schuld bei anderen, den Unfähigen, die es mal wieder nicht auf die Reihe bekommen. Aber die hohen Energien zeigen sich nicht nur im Kampf mit anderen, sondern zeichnen sich auch durch allgemein hohes Engagement und Drang zum Perfektionismus aus. Am besten wird jedes Ehrenamt angenommen. Nein zu sagen fällt schwer, abfällige Bemerkungen oder grundsätzliche Bewertungen über andere sind keine Seltenheit. Es bestehen hohe Leistungsfähigkeit, viel Durchhaltevermögen und Zweckoptimismus, aber auch ein Kontrollbedürfnis bis hin zum Kontrollzwang, denn die Welt wird als unsicherer oder auch gefährlicher Ort erlebt. Vertrauen gegenüber anderen ist schwer möglich und wird oft nur aus dem Zwang eines unausweichlichen Miteinanders heraus konstruiert. Menschen mit diesem Verhaltensmuster packen gern an, helfen gern auch über ihre eigenen Kräfte hinaus und tendieren zum Helfersyndrom. Man nennt sie die Kümmerkäfer oder die Alleskönner, oft werden sie dafür bewundert. Manche joggen, trainieren für einen Marathon oder wandern weite Strecken. Dem steht die Grundhaltung gegenüber, nicht krank sein zu dürfen, denn Krankheit bedeutet Schwäche und so etwas wie einen verlorenen Kampf, schließlich wird man ja gebraucht. Ein Gefühl der Unentbehrlichkeit stellt sich gerne ein, und jede Krankschreibung gleicht einem Weltuntergang. Deshalb vermeidet dieser Typ Ausfallzeiten, wo es nur geht. Allgemein herrscht hohe Anspannung im Muskel- und Bindegewebe: Gelenkschmerzen sind häufig. Über Ein- und Durchschlafschwierigkeiten klagen viele vom Sympathikus dominierte Menschen.

Kommunikation: Diese Menschen reden gern, viel und laut. Stille im Gespräch kann Unsicherheit erzeugen. Immer wieder flieht der Blick ausweichend zur Seite oder der Gesprächspartner wird mit starrem Blick fixiert. Die Augen scannen unentwegt die Umgebung, als müsste irgendwo der Säbelzahntiger lauern, also die stets erwartete Lebensgefahr. Es entstehen eher unruhige und chaotische Gesprächssituationen, die es schwer machen, beim roten Faden zu bleiben oder die jeweilige Angelegenheit sachlich und pragmatisch zu klären. In höchster Aufregung, die sich in einem Gesprächsabbruch äußern kann, ergreift er buchstäblich die Flucht, knallt den Telefonhörer auf oder rennt aus dem Zimmer oder der Wohnung. Von den Betreffenden sind oft stereotype Parolen zu hören wie zum Beispiel: »Sicher ist sicher«, »Man weiß ja nie«, »Geben ist seliger denn Nehmen«, »Wenn es hart auf hart kommt, dann …« oder »Augen auf beim Eierkauf!«. Solche und ähnliche Parolen signalisieren die grundlegende Wappnung aufgrund der Erwartung, dass jederzeit etwas Unvorhergesehenes passieren könnte. Die Gesprächsführung ist durch viel Sarkasmus, Widerspruch, Streitlust und damit verbale Angriffe gekennzeichnet.

NUR BEOBACHTEN, NICHT INTERPRETIEREN!

Vorsicht nochmal an dieser Stelle vor zu schneller Interpretation und damit Stigmatisierung. In der Anwendung der Modelle auf individuelle Verhaltensmuster geht es um die schlichte und wertfreie Tatsachenbeschreibung mit dem Ziel, sich selbst in diesem System zu regulieren und damit zur eigenen Gesundheit beizutragen sowie auch gesamtgesellschaftlich etwas zu bewirken. Keinesfalls sollen Sie oder andere beurteilt und abgewertet werden. Dies wäre eher eine Handlung im Rahmen einer autonomen Überlebensstrategie.

Vom dorsalen Vagus gelähmt: Starr vor Schreck

Der dorsale Vagus steuert das absolute Notfallprogramm für den Organismus und gehört mit seinen Verhaltensmustern Rückzug, Abspaltung und Totstellen zur gesunden Physis –, solange diese Reaktion auf eine akute Gefahr ausnahmsweise adäquat ist. Wenn weder ruhiges Verhandeln im System der sozialen Verbindung noch Flucht oder Verteidigung funktionieren oder Erfolg versprechen, bleibt nur noch eines: der Totstellreflex. Sämtliche vorübergehend verzichtbaren Körperfunktionen werden auf ihr Minimum heruntergefahren, und die als lebensgefährlich eingestuften Bedrohungen und Umstände werden ausgeblendet, gemieden, negiert. Das chronische, also pathologische Wirken dieses Reaktionsmusters kann sich subtil oder auch generalisiert zeigen. Menschen, die generalisiert vom dorsalen Vagus gesteuert sind, können zumeist kaum noch ihre Wohnung oder stationäre Einrichtung verlassen. Doch der auch als *Schockstarre* bezeichnete Zustand kann sich ebenso nur in einzelnen Aspekten zeigen. Als eine von außen eingeleitete Variante des dorsalen Vagus kann man Maßnahmen wie künstliches Koma oder Narkosen betrachten.

Kopf: Die Gesichtshaut wird sich oft, aber nicht immer eher fahl bis blass, matt oder sogar wächsern zeigen. Es wird kaum oder nur sehr flüchtig Blickkontakt hergestellt. Häufig starren die Augen entweder in die Ferne oder ins Leere oder der Blick senkt sich unterwürfig zu Boden. Die Mimik ist nahezu erstarrt, Lachen und Lächeln, wenn überhaupt zu beobachten, wirken mechanisch bis puppenhaft. Sichtbar wird das nach außen an der nur mäßig aktiven mimischen Muskulatur. Grundsätzlich wird eine betroffene Person eher wenig sprechen, und wenn doch, dann nur sehr leise und mit unsicherer Stimme. Auch ein verlegenes Lächeln könnte sich zeigen. Eigene Bedürfnisse, sofern sie überhaupt verspürt werden, können größte Peinlichkeit erzeugen. Manchmal versagt sogar die Stimme oder die Betroffenen haben das Gefühl, die eigene Stimme gehöre jemand anderem. Dumpfes Gefühl in den Ohren, Taubheit im Gesicht, manchmal auch nur einseitig, Störungen des Geschmacksempfindens und Sehstörungen kommen vor. Manchmal ist das Sehfeld eingeschränkt oder konzentrisch zum sogenannten *Tunnelblick* verengt. Dramatisch wirken auftretende Erinnerungslücken, die von kürzerer oder längerer Dauer sein können. Das heißt, sowohl der Inhalt der letzten Therapiestunde als auch der Verlauf eines Treffens oder sogar ganze Lebensphasen können dem Bewusstsein entgehen.
Arme: Diese hängen unbeteiligt am Rumpf, können starr oder auch ohne erkennbare medizinische Ursache taub wirken. Die Handschrift kann komplett verändert sein, so als hätte jemand anderes geschrieben.
Rumpf: Der Rumpf zeigt sich in den meisten Fällen starr, gebunden, unbeweglich und eher Schutz suchend gebeugt. Er wirkt allgemein zusammengesunken, kollabiert. Der Atem ist sehr flach, weshalb recht schnell Müdigkeit eintritt. Vor allem im Moment der größten Bedrohung kann der Atem nahezu komplett angehalten werden, schließlich will man vom Feind keinesfalls entdeckt werden. Ebenso kann in einem Moment großer Beschämung der Drang entstehen, unsichtbar sein zu wollen, und als körperliche Folge kommt es zum zeitweiligen Atemverhalt. Die allgemeine Leistungsfähigkeit ist herabgesetzt. Fehlendes Vertrauen und

unzureichendes bis nicht vorhandenes Sicherheitsgefühl lassen den Wirkungskreis der Person immer kleiner werden. Zudem kann es zu Appetitlosigkeit kommen, und auch die Verdauung kann verlangsamt sein. Allgemein fühlt sich der Körper taub an, manchmal kann er subjektiv kaum wahrgenommen werden. Demzufolge können Betroffene nicht formulieren, ob ihnen kalt oder warm ist oder ob es ihnen gut geht. Der Körper ist oft gänzlich abgespalten, manchmal sogar physisch taub. Berührungen auf der Haut werden eventuell nicht gespürt. Nicht immer ist den Betroffenen dieser Zustand der Taubheit bewusst. Besonders wenn dieser Zustand seit der Kindheit andauert, kennen sie nichts anderes. Das Phänomen kann sich unter anderem in der Ablehnung von körperbezogenen Angeboten wie Massagen und Übungen oder auch von Meditation sowie allgemein von Arztbesuchen zeigen.

Beine: Wie im gesamten Körper sind auch hier Sensibilitätsstörungen möglich, also Taubheitsgefühle. Nicht nur deshalb kann es zu Geh- oder Koordinationsstörungen kommen. Labiles Gleichgewicht, schlaksiger oder schlurfender Gang und Abfall der Leistungsfähigkeit zeichnen dieses Muster aus.

Gefühlserleben und Verhalten: Wenn das dorsal-vagale Reaktionsmuster generalisiert den Organismus beherrscht, zeigt sich dieser Zustand durch Antriebsschwäche und allgemeine Schwäche sowie Gefühle von Unsicherheit der eigenen Person und den Mitmenschen gegenüber.

Kommunikation: Vom dorsalen Vagus dominierte Personen wirken äußerlich schüchtern. Dieses Verhalten kann sich bei entsprechender Bedrohung von einem auf den nächsten Tag einstellen und die erwachsene Person oder das Kind wie ausgewechselt erscheinen lassen, scheinbar sehr brav oder angepasst, tatsächlich jedoch geradezu unterwürfig. Ein Verbergenwollen aus Scham wird in der Gestik sichtbar. Vielleicht verdecken Hände beim Sprechen Teile des Gesichts oder der Körper nimmt eine verbergende, geduckte Haltung ein. Therapeutisch spricht man von einer *Schamdynamik,* die bis hin zu Kontaktabbrüchen im Privatleben reicht. Doch nicht nur dort, sondern auch gegenüber beratenden und Behandlungsangeboten kann Scham in jeder Form dazu führen, dass Betroffene, auch ohne Angaben von Gründen, von Anwendungsterminen oder Therapiesitzungen einfach fernbleiben oder sie mit fadenscheinigen Gründen absagen.

DISSOZIATION

Dissoziation ist eine Funktion des Nervensystems, bestimmte Erinnerungen, Sachverhalte oder Themen abzuspalten oder aus der Wahrnehmung auszusparen. Wenngleich dieses Symptom mächtig, oft langwierig und damit belastend ist, dient es dem Überleben, denn oft steckt hinter einer solchen Abspaltung die besondere Härte eines einmaligen Ereignisses oder länger andauernden Zustands. Ein häufiges Beispiel ist die klassische Erinnerungslücke nach einem Autounfall. Diese kann Sekunden, aber auch Stunden, Tage und manchmal sogar Jahre bestehen bleiben.
Dissoziation ist den Betroffenen nicht immer bewusst, besonders wenn der Zustand seit der Kindheit anhält und daher als normal wahrgenommen wird.
Dissoziation äußert sich unter anderem durch:

- Defizite in der Selbst- und Außenwahrnehmung,
- Taubheitsgefühle oder Lähmungen,
- Krampfanfälle,
- Wattegefühl im Kopf, Gefühl, hinter einem Vorhang zu sein,
- Bewegungsminderung bis hin zur Starre,
- Koordinationsstörungen wie zum Beispiel unsicherer Gang,
- Seh-, Hör-, Geruchs- und Geschmacksstörungen,
- Sprachstörungen,
- Konzentrationsstörungen,
- Entfremdungsgefühl dem eigenen Körper oder Körperteilen gegenüber,
- Mangelndes Gespür für den eigenen Körper.

Dissoziation ist ein funktioneller Zustand und kann mit geeigneter Therapie erfolgreich behandelt werden. Als Betroffene sprechen Sie darüber mit Ihrem Arzt, Heilpraktiker, Therapeuten oder auch Ihrem Yogalehrer.

Der Zustand ist oftmals von großer Hoffnungslosigkeit geprägt. Menschen fühlen sich wie hinter einer Wand oder als würden sie neben sich selbst stehen. Es fehlt jegliche Anbindung an die Präsenz und an das gesunde Leben, an den Kontakt zu anderen Menschen. Die Abläufe eines normalen Alltags stellen Menschen mit diesem Phänomen vor größte Prüfungen: Einkaufen im Supermarkt, Fahrten mit öffentlichen Verkehrsmitteln oder dem eigenen Auto, eine Geburtstagsfeier selbst bei vertrautesten Personen – all das ist oft nicht möglich. Alles wirkt gefährlich und scheint kaum zu bewältigen, Rückzug bleibt das einzig taugliche Muster. Dennoch darf man nicht vergessen, dass der Körper auch in diesem Zustand härteste Arbeit leistet, denn er sichert gerade das Überleben. Nicht selten verstärken Mitmenschen diesen Zustand unabsichtlich, denn kaum jemand kann sich vorstellen, was in einem Betroffenen abläuft. Sätze wie »Nun müsste es doch langsam mal wieder gehen« oder »Reiß dich mal zusammen« oder »Stell dich nicht immer so in den Mittelpunkt« reißen den Menschen den Boden und damit die letzte Sicherheit unter den Füßen weg. Damit verfestigt sich dieses Muster noch mehr, und es wird immer schwieriger, ihm zu entkommen. Das trifft besonders zu, wenn solche unbedachten Kommentare von nahen Angehörigen oder Vertrauenspersonen kommen.

ORIENTIERUNG IM HIER UND JETZT

Das war eine Menge Stoff. Sie wissen nun, was ein innerer Beobachter ist, wie er arbeiten könnte und wie sich die drei autonomen Zustände im Alltag zeigen. Bevor wir zum nächsten Abschnitt übergehen, nutzen Sie den Augenblick und machen Sie eine Pause. Lassen Sie Ihren Blick umherschweifen, nehmen Sie ein paar bewusste Atemzüge und spüren Sie kurz in sich hinein und auch in den Raum, in dem Sie sich gerade befinden. Was können Sie wahrnehmen? Wohin wollen Ihre Augen noch wandern? Welche Geräusche hören Sie? Wie riecht es?
Neben der Orientierung am und im eigenen Körper ist es immer wieder hilfreich, sich außen, also im Hier und Jetzt, zu orientieren und damit innerlich zu befreien, denn gerade traumabezogene Inhalte tendieren dazu, unsere Gedanken zu binden.

2.5

Sieben-Tage-Übungsprogramm für den inneren Beobachter

Im Folgenden stelle ich Ihnen ein Wochenprogramm zum Üben der Selbstbeobachtung vor, das Sie einmalig oder beliebig wiederkehrend durchführen können. Der Einfachheit und Schlüssigkeit halber starte ich montags, Sie können die Serie aber natürlich an jedem beliebigen Tag starten.

Der erste Tag: Montag

An diesem ersten Beobachtungstag geht es darum, sich überhaupt der Aufgabe des Beobachtens zu stellen und zu widmen. Unmittelbar damit verbunden ist die Fähigkeit, alles zuzulassen, was sich da zeigt. Oder eben auch zu spüren, dass man es nicht zulassen möchte. Oder aber, dass sich vielleicht erst einmal noch gar nichts zeigt. Alles ist richtig. Ergreifen Sie durch die Beobachtung auf alle Fälle Ihre Chance, Veränderungen in Ihrem Leben nun aktiv und unabhängig von anderen zu starten. Denn viel zu stark und viel zu oft sind wir mit der wirklichen oder möglichen Beurteilung seitens unseres Umfelds beschäftigt oder machen unser Wohlbefinden abhängig von Dritten. Wie ernst nehmen wir uns dabei selbst und wie bewusst sind wir uns unserer Möglichkeiten? Wie gut kennen Sie Ihren Körper, Ihre Gedanken, Ihre Gefühle, Ihre Verhaltensstrategien? Gibt es dafür überhaupt einen Raum?

Versuchen Sie an diesem ersten Tag, ein Gefühl für das Thema zu entwickeln und mindestens zehnmal den inneren Beobachter einzuschalten. Das klingt jetzt recht mechanistisch, aber eine bestimmte Anzahl von Anläufen hilft Ihnen beim Einüben einer Fertigkeit. Es ist nicht anders als beim Radfahren oder Schwimmen: Vielleicht erinnern Sie sich daran, wie Sie einmal damit begonnen haben. Damals mussten Sie mehrmals anfangen und herumprobieren, bis Sie etwas Sicherheit hatten. Genauso ist es nun mit der Selbstbeobachtung: Lösen Sie sich von dem Gedanken, es auf Anhieb perfekt können zu müssen, und begeben Sie sich neugierig und spielerisch auf Erkundungsreise. Konzentrieren Sie sich jedes Mal für ein paar Augenblicke oder besser für ein paar Minuten voll und ganz auf das wertfreie Wahrnehmen.

Starten Sie jetzt direkt in eine erste Beobachtungsrunde. Versuchen Sie den Zustand Ihres Körpers wahrzunehmen. Ist er eher angespannt oder entspannt? Woran genau merken Sie das? Ist er kalt oder warm? Welche Symptome zeigen sich? Welche angenehmen oder unangenehmen Empfindungen tauchen auf?

Versuchen Sie dann, Ihre Gedanken und Gefühle wahrzunehmen. Welcher Gedanke geht Ihnen durch den Kopf? Halten Sie sich nicht am Inhalt des Gedankens fest, sondern fahren Sie fort mit der Beobachtung. Welche Gefühle zeigen sich? Versichern Sie sich zwischendurch immer wieder, dass alles, was Sie fühlen und spüren, Ihre ganz persönliche und richtige Wahrnehmung ist. Die kann Ihnen niemand bestätigen, aber genauso wenig kann sie Ihnen jemand streitig machen. Alles, was Sie wahrnehmen, ist richtig. Wenn Zweifel auftauchen, dann nehmen Sie konsequent diese Zweifel wahr und fahren Sie neugierig fort.

Zur Überprüfung kann es hilfreich sein, jedes Mal, wenn Sie den Beobachter eingeschaltet haben, einen Vermerk zu machen. Das lässt sich zum Beispiel gut in einer Notizen-App auf dem Smartphone machen. Um Ablenkungen zu vermeiden, erledigen Sie dies erst nach der Wahrnehmungsphase. Halten Sie dort die Nummern der absolvierten Übungsrunden fest. Am Ende des Tages sollten Sie von eins bis zehn hochgezählt haben. Wenn das nicht der Fall ist, dann ist das die beste Gelegenheit, den inneren Beobachter gleich wieder einzuschalten und zu spüren, wie es Ihnen geht, wenn Sie entdecken, dass Sie sich augenscheinlich während des ganzen Tages nicht oft genug Zeit genommen haben, um einmal sich selbst nachzuspüren. Vielleicht folgt dann eine bittere Selbstkritik, eine wilde Erklärungsflut oder irgendein anderes Programm. Aber all das sind Abwege, die im Moment wirklich nichts zum Thema beitragen.

Versuchen Sie bewusst und konsequent, beim wertfreien Wahrnehmen zu bleiben. Insgesamt machen Sie doch vieles richtig, und bei den Übungen in diesem Buch geht es vor allem darum, sich mehr Verständnis für sich selbst, mehr Möglichkeiten und damit mehr Gesundheit zu erarbeiten. Keinesfalls sollten Sie Fehler suchen oder die Nichterfüllung von Aufgaben verwalten. Wenn es Ihnen schwerfällt, sich überhaupt auf sich selbst zu konzentrieren, dann sehen Sie einfach das als Symptom. Wenn Sie nicht bei sich sind, wo sind Sie dann?

Der zweite Tag: Dienstag

Bereits am zweiten Tag wird es etwas differenzierter. Widmen Sie sich an diesem Tag der Beobachtungsreihe der Aktivität Ihres ventralen Vagus, die den Zustand des Nervensystems im gesunden Kontakt und sozialer Verbindung herstellt. In diesem autonomen Zustand kann sich Ihre Gesundheit positiv entwickeln, weshalb er der wichtigste Bereich ist, den es zu fördern gilt. Denken Sie dabei immer an den Grundtypus einer gütigen, freundlichen Person, die ganz selbstverständlich, mit einem echten Lächeln auf den Lippen und mit Leichtigkeit verhandelt. Um diese Fähigkeiten und Wesenszüge auszubauen oder einzuüben, sollten Sie zunächst Ihren eigenen diesbezüglichen Status kennenlernen. Wie immer starten Sie auch heute mit völlig wertungsfreier Beobachtung. Gehen Sie immer von dieser Annahme aus: Wo Sie gerade stehen mit Ihrem Nervensystem, ist es schon ziemlich okay, und alles, was an Verbesserung dazukommt, wird Ihr Leben maßgeblich bereichern.

Wann immer Sie am zweiten Tag in Kontakt mit Menschen kommen, das heißt, wann immer Sie Menschen in Ihrem Umfeld auch nur sehen oder hören, achten Sie bewusst darauf, wie es Ihnen mit diesem Kontakt geht, und ganz besonders, wie Ihr ventrales Vagus-System arbeitet. Können Sie mit Ihren sanft umherschweifenden Augen Ihre Mitmenschen friedvoll und mit einem Gefühl von Sicherheit und Vertrauen wahrnehmen und gleichzeitig dabei mit sich und Ihrem Körper in gutem Kontakt bleiben? Oder entsteht ein Fluchtimpuls und Sie würden zum Beispiel gern die Straßenseite wechseln? Oder gefriert Ihr Körper gefühlt zu einem Eisklotz und Sie fühlen sich starr, wenn Sie angesprochen werden? Erkennen Sie jeden Moment, in dem es Ihnen möglich ist, in ganz natürlicher Art und Weise ruhig und besonnen zu bleiben. Versuchen Sie, ehrlich zu sein und auch die Differenzierung zwischen wirklicher Ruhe und zwanghaftem äußerem Stillhalten zu erkennen. Beobachten Sie, wie gut Ihnen das Aufnehmen von Blickkontakten gelingt und was dieser Blickkontakt mit Ihnen macht. Spüren Sie Entspannung im Körper oder spüren Sie etwas anderes?

Der ventrale Vagus arbeitet dann hervorragend, wenn wir uns in oder nach einem Kontakt mit Menschen verbunden und entspannt fühlen. Bemerken Sie jedes Lächeln, das sich automatisch einstellt, denn darin zeigt sich Ihr ventraler Vagus. Bemerken Sie auch, ob oder wie Sie andere mit Ihrem Lächeln anstecken können. Bemerken Sie jeden Moment, in dem Sie ein Liedchen vor sich hin trällern könnten, ein wenig summen oder pfeifen, denn auch dann ist Ihr ventraler Vagus aktiv. Bemerken Sie, wenn Ihre Kiefergelenke völlig entspannt sind und

Sie also unbewusst den Unter- vom Oberkiefer und die Zunge vom Gaumen lösen. Achten Sie auf die Tonlage und das Sprechtempo, wenn Sie von anderen angesprochen werden, und spüren Sie, was diese Eindrücke mit Ihnen und Ihrem Körper machen. Achten Sie an diesem Tag, ganz unabhängig vom Inhalt des Gesagten, vor allem auf die weichen Stimmen, die Ihnen ganz automatisch Vertrauen vermitteln, die in angenehmem Tempo ein Gefühl der Sicherheit in Ihnen aufkommen lassen. Gleichzeitig spüren und beobachten Sie, wie Sie sich selbst in der Kommunikation geben. Bemerken Sie, wenn es Ihnen gut gelingt, geduldig zuzuhören und die Dinge, die ein anderer Ihnen erzählt, da sein zu lassen. Immer wenn Sie Mitgefühl verspüren oder das Gefühl, die andere Person tief im Herzen zu verstehen, ist Ihr ventraler Vagus aktiv. Spüren Sie das Gähnen, das Tränen der Augen oder das Schniefen der Nase zu Beginn einer Yogastunde oder auch während eines Spaziergangs, denn auch hinter diesen Vorgängen steckt die Aktivität des Vagus.

Es kann sein, dass dieser Tag der herausforderndste für Sie ist. Gerade wenn Sie vorrangig eher vom hoch erregten Sympathikus bestimmt sind, werden Sie am Anfang vielleicht noch wenige ventral-vagale Aspekte finden. Erinnern Sie sich immer an die Tatsache, dass in jedem Nervensystem alle drei Zustände vorinstalliert sind. Bleiben Sie neugierig und geben Sie sich vor allem einige Wochen, vielleicht auch einige Monate Zeit, um die Feinfühligkeit und Komplexität Ihres unbewussten Nervensystems kennenzulernen.

Der dritte Tag: Mittwoch

Am dritten Tag geht es um die Verhaltensweisen Kampf und Flucht, also um die Strategien des Sympathikus. Das wird spannend und wahrscheinlich auch selbsterhellend, denn dieser springt immer dann an, wenn der ventrale Vagus mit der Regulation überfordert ist. Die Kurve der inneren Erregung steigt damit an. Aus der Beobachtung in meiner Praxis kann ich berichten, dass sich die meisten Menschen ziemlich oft in diesem neurophysiologischen Zustand bewegen. Manche bleiben ihr ganzes Leben lang darin hängen und empfinden die vom Sympathikus hervorgerufenen körperlichen Reaktionen als ganz normal, weil sie gar nichts anderes kennen. Es mag aufschlussreich sein, wenn ich Ihnen diese Zusammenhänge allgemein darlege. Viel hilfreicher ist es aber für Sie, wenn Sie selbst diese Aspekte in Ihrem Denken und im Wirken Ihres Nervensystems mit forschender Neugier entdecken.

Es geht hier also um jene Momente in Ihrem Alltagsleben, in denen Ihr Verhalten durch Kampf, Abwehr oder Flucht gekennzeichnet ist. Es kann sein, dass schon jetzt beim Lesen ein erster Impuls bei Ihnen auftaucht. Vielleicht regt sich ein kleiner Widerstand, weil »Kampf« für Sie ein Wort ist, das überhaupt nicht zu Ihrem Sprachgebrauch oder zu Ihrem Alltag gehört. Da zeigt er sich schon, der Sympathikus, denn jeder noch so kleine Widerstand kann der Anfang eines Kampfs sein. Damit geht es hier also nicht nur um echten handgreiflichen Kampf im Sinne von tätlichen Auseinandersetzungen. Diese sind glasklar vom Sympathikus dominiert und bedürfen keiner weiteren Erklärung. Vielmehr geht es um die ganz subtilen Reaktionen vom Wegwedeln eines Insekts bis hin zu abwehrenden Gedanken. Es sind sicher einige körperliche Reaktionen dabei, über die Sie im Zusammenhang mit Ihrer Symptomatik vielleicht noch nie nachgedacht haben. Wenn wir erschrecken, bekommen wir manchmal Gänsehaut von Kopf bis Fuß, stellen also unwillkürlich unser (einstiges) Fell auf, um für den angreifenden Fressfeind größer zu wirken. Und sicherlich kennen auch Sie das Gefühl, wenn Sie in einer neuen Lebenssituation ein wenig aufgeregt sind und schon nach kurzer Zeit Feuchtigkeit in Ihren Achseln spüren. Darin zeigt sich die Wirkung des Sympathikus, der auch dahintersteckt, wenn Frauen bei hitzigen Diskussionen auf einmal ein rot geflecktes Dekolleté bekommen. Wenn ein Baby kalte und schwitzige Füße hat, kämen wir hingegen kaum auf die Idee, dass das Kind gerade kämpft. Das tut es in diesem Sinne auch nicht, sondern hier liegt höchstwahrscheinlich eine Unausgewogenheit im Zusammenspiel von Sympathikus und ventralem Vagus vor. Vielleicht fühlt sich der Organismus dieses Babys noch ein wenig von der Anpassung an das neue Leben gestresst. Das kann aufgrund einer Blockade im Gewebe, aufgrund von Schlafmangel oder auch aus vielen anderen Gründen der Fall sein.

Ich möchte Sie nun also zum Forschen einladen: Versuchen Sie, jeden Gedanken und auch jedes minimale Körpergefühl zu erfassen, der oder das Sie diesbezüglich ereilt. Sie werden staunen, wie aktiv Ihr Sympathikus ist. Ausführlich sind die physiologischen Reaktionen, nach Körperregion geordnet, weiter oben im Abschnitt über den Sympathikus beschrieben (siehe ab Seite 98).

Noch ein Beispiel: Achten Sie darauf, wann Sie Ihre Kiefer zusammenpressen. Viele Menschen wachen jeden Morgen mit verspannten Kiefer- und Nackenmuskeln auf, manche auch mit begleitenden Kopfschmerzen. Nicht selten haben sie die halbe Nacht lang mit den Zähnen geknirscht oder sie aufeinandergepresst. Auch tagsüber im Wachzustand ist dies ein gängiges, oft unbewusstes

Verhaltensmuster, das möglicherweise körperinterne Spannungen ausgleichen oder unterbewusst ungelöste Konflikte bewältigen soll. Nicht zufällig steht die Redensart »die Zähne zusammenbeißen« dafür, dass wir unsere Kräfte bündeln, um uns gegen einen Widerstand zu wappnen, den wir auch als inneren erleben können. Weiterhin achten Sie in diesem Zusammenhang auch auf die folgenden umgangssprachlichen Formulierungen:

- Sei doch nicht so verbissen.
- Da muss ich mich durchbeißen.
- Mitbewerber muss man wegbeißen.

Wenn Sie jemanden in diesem Tenor sprechen hören, ahnen Sie jetzt schon, welches neurophysiologische Muster dem zugrunde liegt. In der Tierwelt zeigt sich das handfester: Taucht ein Rivale auf, so wird schon mal herzhaft zugebissen. Doch vorher gibt es meistens eine Warnung durch Drohgebärden wie Zähnefletschen, Bellen oder Schreien. Im menschlichen Dasein ist es nicht schicklich, jemanden anzubellen, mit dem wir nicht einverstanden sind. Es wäre ganz schön laut überall, wenn wir das praktizieren würden. Stattdessen baut sich die kampfeslustige Energie im Körper auf und wird dort meistens gespeichert, vielleicht auch täglich neu genährt – zum Beispiel wenn Sie mit einem Kollegen im Büro nicht einverstanden sind. Es muss um nichts Großes oder mutwillig Boshaftes gehen. Vielleicht öffnet Ihr Kollege ständig das Fenster, während Sie es lieber geschlossen hätten: ein kleiner, alltäglicher Kampf. Sie können sich noch so sehr bemühen oder sagen, dass es schon okay ist – Ihr Nervensystem hat sowieso seine klare Meinung und reagiert autonom. Beobachten Sie, wie Ihr Körper dieses Muster zum Ausdruck bringt: zum Beispiel mit Ballen der Fäuste, vor Aufregung flachem Atem oder einem nervösen Tic.

Versuchen Sie, Ihren Fokus beim Üben möglichst ganz auf die körperlichen Reaktionen zu richten, denn die sind untrüglich, während sich gedachte wie gesprochene Worte anpassen lassen. Noch ein Beispiel: Vielleicht hat eine Kollegin, zumindest nach Ihrem Empfinden, ein dramatisch stark riechendes Parfum. Wenn Ihr Unterbewusstsein diesen Geruch entweder nicht einsortieren kann oder ihn mit etwas Unangenehmem verbindet, entsteht automatisch der Wunsch nach Flucht oder Abwehr. Weil wir aber zumindest in Teilen eine kulturell angepasste Spezies sind, können Sie im Büro nicht unentwegt »puh!« oder »igitt!« rufen, und Flucht aus dem Büro kommt sowieso nicht infrage. So entsteht höchstwahrscheinlich Spannung in Ihrem Körper, und Ihr Verhalten will irgendwie zum Ausdruck bringen, dass Sie sich trotz allem von der Quelle des Geruchs distanzieren möchten. Vielleicht berühren Sie unentwegt Ihre Nase, um das Einströmen des Geruches zu vermeiden. So wappnet sich Ihr Körper unbeholfen gegen den olfaktorischen Angriff. Die Spannung bleibt so lange in Ihnen, wie der Reiz besteht, und baut sich vielleicht im Laufe der Zeit zu unerklärlichen und hartnäckigen Nackenschmerzen auf. Therapieresistent nennt man so ein Problem dann, wenn nach einer gewissen Zeit allen Maßnahmen zum Trotz einfach keine Besserung eintreten will. Dabei ist einfach nur die Ursache nicht erkannt oder nicht benannt und schon gar nicht beseitigt oder bewältigt.

Jetzt haben Sie vielleicht eine Idee bekommen, wie unterschwellig und unspektakulär die Reize sein können, die dennoch vor allem in ihrer Summe zu einer Überforderung führen können. Nach langer Gewöhnung empfinden viele die Dominanz des Sympathikus nach ihrem verschobenen Maßstab als ganz normal und werden einige Zeit brauchen, im Rahmen ihres Alltags die Faktoren herauszufiltern, die das Fass zum Überlaufen bringen. Ich möchte Sie ermutigen, am dritten Tag dieser Übungswoche wirklich ganz ehrlich zu sich zu sein, denn nur dann können Sie eine Veränderung herbeiführen. Sie tun es nicht für mich und nicht für Ihren Arzt, sondern nur für sich und Ihre Gesundheit.

Bleiben Sie spielerisch im Erkunden. Im Folgenden nenne ich stichpunktartig Situationen, in denen viele Menschen in eine Übererregung des Sympathikus und damit in Anspannung geraten. Versuchen Sie für die jeweiligen Situationen herauszufinden, woran Sie merken, dass das Verhaltensmuster das des Sympathikus ist. Manches aus der Liste wird auf Sie zutreffen, manches nicht. Ich könnte Sie beliebig weiterführen, nehmen Sie sie als Orientierungshilfe.

- Sie sind als Fußgänger unterwegs, und ein lauter Lkw fährt vorbei: ein gefühlter Angriff, zu nah und zu laut, als dass Sie sich noch sicher fühlen könnten. Der Körper spannt sich an, Sie schrecken zurück an die Hauswand.
- Sie sind als Radfahrer unterwegs, und ein Autofahrer hält den Sicherheitsabstand nicht ein: eine Grenzverletzung und ein Übergriff. Auch wenn es meistens gut ausgeht, ist Ihre Sicherheit in Gefahr. Sie umklammern die Griffe Ihres Lenkers und schreien den Autofahrer an. Sie reißen den Arm hoch und drohen ihm.
- Sie sind als Autofahrer unterwegs, und ein Kind rennt zwischen zwei parkenden Autos hervor – unerwartet und viel zu schnell. Sie erschrecken.
- Sie sind auf einer Wanderung, und unerwartet zieht ein Gewitter auf. Sie sind schutzlos den Mächten der Natur ausgeliefert, Ihr Nervensystem

spürt die drohende Lebensgefahr. Sie bekommen Angst, rennen los und beschimpfen sich selbst dafür, dass Sie überhaupt losgegangen sind.

- Ihr Chef sagt, dass Sie zu langsam arbeiten: ein Angriff auf Ihr Selbstwertgefühl und Ihren Stolz.
- Ein Hubschrauber kreist stundenlang über Ihrem Wohngebiet, was eine ansteigende Irritation hervorruft, da wir dieses Geräusch mit Unfällen, Verbrechen oder Katastrophen verbinden. Unser Gehirn sucht dann nach Informationen. Sie laufen zum Fenster, scrollen durch die sozialen Netzwerke oder hören Nachrichten im Radio.
- Ein anderer Autofahrer fährt gefühlt zu langsam vor Ihnen. Sie fühlen sich um Ihre Zeit bestohlen: eine Grenzverletzung. Sie wettern vor sich hin.
- Sie beobachten, wie eine Person eine andere verbal oder motorisch angreift.
- Ein Angehöriger kommt nicht zur gewohnten Zeit nach Hause.
- Sie stellen einen materiellen oder geistigen Diebstahl fest.
- Sie haben ein kaum zu bewältigendes Arbeitspensum.

Eine Überforderung des Nervensystems entsteht, wenn die Phasen der Übererregung nicht abebben oder die Überwältigung uns zu plötzlich oder zu stark trifft. Ein Gewitter können wir sehr gut kompensieren, einen lauten Lkw auch. Erleben Sie aber jeden Tag viele solcher unerwarteten Situationen oder auch eine einzelne traumatische, zum Beispiel Mobbing am Arbeitsplatz, lässt Sie das womöglich langfristig in der Erregungskurve oben hängen.

Der vierte Tag: Donnerstag

Sie haben nun bereits gelernt, Ihren inneren Beobachter einzuschalten, und können einschätzen, welche Reaktion eher dem ventralen Vagus entspringt, also dem System der gesunden Verbundenheit, wo aber vielleicht das rationale Verhandeln endet. Sie bemerken, wann ein Kampf beginnt oder ein Fluchtimpuls auftritt, sich also der Sympathikus eingeschaltet hat.

Doch es gibt Situationen, da weiß auch der Sympathikus nicht weiter, wenn nämlich die Situation allzu bedrohlich wirkt. Dann springt der dorsale Vagus an, und Ihr Unterbewusstsein wählt den Reflex des Shutdowns, des Rückzugs und damit das komplette oder partielle Totstellen, das sich verschieden auswirken kann. Lesen Sie vielleicht einmal ab Seite 102 nach, welche Reaktionen dem dorsalen Vagus genau zuzuschreiben sind. Diese können sehr subtil sein, manchmal zeigt er sich vielleicht nur in einem einzelnen tauben Finger und auch das nur für einen kleinen Moment. Genau darum soll es am vierten Tag der Beobachtungsreise gehen. Behalten Sie dafür als Stichwort oder Wegmarke den Begriff »Shutdown« oder »Rückzug« im Sinn, werden Sie sehr schnell in Ihrem Alltag erkennen, wann dieses Programm anspringt. Vornehmlich sind das Situationen, in denen Sie körperlich spüren, wie Ihnen sprichwörtlich das Herz in die Hose rutscht, weil Sie fürchterlich erschrecken. Das kann zum Beispiel sein, wenn Ihnen nachts ein Wildschwein vors Auto rennt oder Sie unerwartet eine schlechte Nachricht erhalten. Das sind Momente, in denen Sie eine generalisierte oder eine partielle Starre in Ihrem Körper bemerken können.

Es geht also um Gefühle von Blockiertsein, Gebundensein, Abgeschnittensein oder Nichtwegkönnen. Hierher gehören auch jene Momente, in denen Sie Anzeichen von Scham zeigen, Ihnen also zum Beispiel die Schamesröte ins Gesicht steigt, wenn Sie vor lauter Scham den Kopf und damit den Blick senken oder aus dieser Haltung heraus nicht aufblicken können. Vielleicht zeigt sich nur im Aspekt Ihrer Haltung etwas: Zwar ist Ihr Rumpf gleichsam kollabiert, dennoch funktionieren das Denken und die Kommunikation. Ein Shutdown könnte sich auch in Ihrem Alltagsverhalten zeigen, etwa wenn Sie sich aus Scham nicht trauen, sich in einer Sportgruppe anzumelden. Spannend wäre es hier festzustellen, ob Sie sich diese Schamgefühle und Strategien der Vermeidung eingestehen können, denn manchmal verbirgt sich die Scham hinter einem ganz dreisten Sympathikus. Der wettert und zetert vielleicht, wie schlecht das Gruppenangebot beim letzten Mal war. Er findet wirklich kreative Erklärungen: etwa dass die anderen Leute nicht alles Notwendige getan haben, dass es eine unangenehme Angelegenheit war oder wie schlimm die Parkplatzsituation vor Ort ist… In Wirklichkeit kann es die eigene Scham sein, die verhindert, sich einfach in eine Gruppe zu integrieren und damit ein wohlwollendes Angebot wahrzunehmen. Genauso kann es Ihnen unterlaufen, dass Sie wissen, Sie müssten eigentlich einkaufen, Ihnen das Loslaufen aber schwerfällt. Während Sie im gesicherten Umfeld Ihrer Wohnung noch ganz normal agieren, existiert gleichzeitig eine Blockade gegen den Gang zum Einkauf. Besonders der Aufenthalt in Supermärkten, Läden oder Malls beinhaltet immer einen gewissen Kontrollverlust. Da wir unmöglich die Kontrolle über sämtliche Menschen ausüben können, stellt sich der Supermarktbesuch der für Gefahr zuständigen Schaltzentrale, dem Hirnstamm, als großes Risiko dar. Und je nachdem, wie resilient Sie derzeit sind, reagiert der Körper eben mit streikendem Verharren oder Sich-Durchbeißen.

An diesem vierten Tag sollten Sie ganz genau hinschauen und Ihre Aufmerksamkeit auch auf die Vermeidungsstrategien lenken, also auf die Ersatzaktivitäten, die wir bewusst oder unbewusst unternehmen, um bloß nicht in die peinliche oder vermeintlich gefährliche Situation zu geraten. Achten Sie während des ganzen Tages auch darauf, wie Ihr Atem fließt. Längeres Anhalten des Atems ist ein Zeichen für die Dominanz des dorsalen Vagus.

Bleiben Sie vor allem am vierten Tag spielerisch. Es wird am Anfang nicht immer leicht sein, sich einzugestehen, dass Funktionen des eigenen Lebens oder bestimmte Teile davon blockiert sind. Es liegt in unserer Natur, dass wir es gar nicht mögen, wenn uns Defizite deutlich werden, eine positive Veränderung jedoch nur nach der Wahrnehmung und dem Eingeständnis geschehen kann. Denken Sie daran, dass all die Reaktionen, die Sie bemerken, zu einem ausgeklügelten System gehören, das im Prinzip Ihr Überleben sichert. Insofern ist jede Reaktion erst einmal als gute Reaktion zu bewerten. Urteilen Sie nach Möglichkeit nicht danach, was Sie als gut oder schlecht erachten, was funktioniert oder nicht funktioniert. Nehmen Sie einfach wertfrei die Faktenlage auf. Das wird Ihnen am ehesten helfen, sich selbst mit Wertschätzung zu begegnen und Veränderungen zu bewirken.

Der fünfte Tag: Freitag

Ganz besonders spannend wird es am fünften Übungstag. Heute sollen Sie sich auf die manchmal sehr schnellen Wechsel zwischen den hierarchisch gestaffelten Zuständen Ihres autonomen Nervensystems konzentrieren. Bleiben Sie offen dafür, wie lange Sie im jeweiligen Reaktionsmuster verharren. Dieses kann von Bruchteilen einer Sekunde bis zu mehreren Jahren dauern. Dazu möchte ich jeweils ein Beispiel nennen. Angenommen, Sie sehen sich einen Krimi an. Während Sie die Handlung schon in einer allgemeinen Angespanntheit verfolgen, also bereits vom Sympathikus dominiert sind, wird ganz kurz eine Bildsequenz eingeblendet, die Sie derart eklig finden, dass es einfach nicht auszuhalten ist. Für einen ganz kurzen Moment spüren Sie vielleicht, wie sich Ihr Innerstes zusammenzieht und schon kurz darauf wieder löst, denn die Handlung geht längst weiter und wird gerade so spannend, dass Ihnen ein lautes: »Achtung!« herausrutscht. Obwohl die Handlung Sie gar nicht betrifft, sondern Sie nur zuschauen, ist Ihr Sympathikus voll in Fahrt. Vom Modus des Sympathikus hat Ihr Nervensystem kurz in den des dorsalen Vagus umgeschaltet und dann gleich zurück. Nur für einen Bruchteil einer Sekunde hat der Ekel einen Shutdown ausgelöst. Vielleicht fragen Sie sich jetzt, wo eigentlich der ventrale Vagus bleibt. Geht es nicht immer darum, in den von ihm beherrschten Zustand von Kontakt und Verbundenheit zu kommen? Ganz genau. Rein hypothetisch könnte man vermuten, dass Ihr Körper unbedingt unter die Regie des ventralen Vagus kommen will. Da der Krimi das aber nicht hergibt, wird unbewusst nach einer Lösung gesucht: Nun geht das große Knabbern vor dem Fernseher los. Die Tätigkeit der am Essvorgang beteiligten Muskulatur aktiviert den ventralen Vagus. Wann immer uns ein Happen Essen erreicht, geht die Meldung an das für Entspannung zuständige parasympathische System: »Bitte verdauen!« Auch dafür brauchen wir die Aktivität des ventralen Vagus, der umgekehrt wiederum die Verdauungssäfte ausschütten lässt sowie die Kau- und Schluckmuskulatur steuert.

Das Hin- und Herpendeln zwischen den verschiedenen autonomen Reaktionsmustern gehört zu Ihrer ganz normalen Physis. Problematisch oder auch pathologisch kann es werden, wenn Sie länger in einem der Reaktionsmuster stecken bleiben und ein Wechsel nicht mehr oder nur unter größter Anstrengung möglich ist oder die auslösende Situation bestehen bleibt. Dafür nun das zweite Beispiel: Stellen Sie sich vor, jemand lebt in einer destruktiven Beziehung, in der eine Person unentwegt durch eine andere Person beschämt wird. Das kann zwischen Eltern und Kind geschehen, das kann auch in Paarbeziehungen geschehen oder ebenso in dienstlichen Verhältnissen. Immer wieder wird der Opferperson durch verbale oder nonverbale Zeichen zu verstehen gegeben, dass sie wertlos ist. Ihr Nervensystem wird das mit Rückzug beantworten.

Versuchen Sie an diesem Tag die drei autonomen Reaktionsmuster zunächst global in Ihrem ganzen Körper zu konstatieren. Unterscheiden Sie immer wieder zwischen guter Verbundenheit, Kampfmodus, Fluchtmodus und Rückzug. Mit der Zeit wird es Ihnen immer leichter fallen, diese Einordnungen zu treffen, und dann können Sie einzelne Symptome sicherer einordnen. Ein Beispiel: Von der Gesichtsfarbe her mag es sich ähneln, aber fürs Gehirn ist es ein großer Unterschied, ob Sie vor Scham eine Gesichtsrötung bekommen oder ob Sie sich gerade – etwa aus Wut – unter der Einwirkung des Sympathikus echauffieren. Beachten Sie zudem, dass die autonomen Zustände in Teilen parallel herrschen können. Versuchen Sie, im Laufe der Zeit zu spüren, wie sich die Dinge verändern, sobald Sie die Wahrnehmung auf sich selbst gerichtet haben.

Spüren Sie zum Beispiel, wie hektisch Sie das Geschirr in den Geschirrspüler räumen, weil Sie innerlich gerade ein Streitgespräch mit einer Kollegin führen.

Spüren Sie also den Sympathikus. Spüren Sie auch, wie Sie vielleicht ein wenig lächeln, wenn Sie so etwas entdecken, oder wie Sie diese Qualität mithilfe der wertfreien Wahrnehmung und einer langen, wohligen Ausatmung verändern können. Bleiben Sie neugierig und spielen Sie mit diesen Erfahrungen.

Der sechste Tag: Samstag

Am sechsten Tag sollen Sie sich in Verbindung mit anderen beobachten. Seinem Naturell folgend, strebt unser ganzes Wesen nach Verbundenheit. So ist es sicherlich hilfreich, nicht allein die Defizite zu verwalten, sondern aktiv am Streben nach gesundem Kontakt zu arbeiten. Spüren Sie also in sich hinein: Empfinden Sie Neugierde für die anderen? Können Sie uneingeschränkt voller Respekt auf andere zugehen? Was macht es mit Ihnen, wenn andere Menschen oder Tiere in Ihrem Wahrnehmungsfeld auftauchen oder auftauchen könnten oder wenn Sie sich ins Wahrnehmungsfeld von anderen begeben? Versuchen Sie, auch hier die Merkmale und Signale der drei autonomen Zustände zu finden. Fühlen Sie authentische Verbundenheit? Kämpfen Sie? Möchten Sie den Situationen eher entfliehen oder wählt Ihr System den Shutdown? Vielleicht wird das einer Ihrer spannendsten Tage. Bleiben Sie bei allem voller Mitgefühl für sich selbst, denn vielleicht knacken Sie heute ein Rätsel Ihres Lebens. Erkenntnis kann ernüchternd sein, manchmal aber auch sehr aufmunternd. Wenn Sie sich zum ersten Mal diesen Dingen widmen, kann es sein, dass Ihnen die Erkenntnisse große Erleichterung bringen. Es kann aber genauso gut sein, dass Sie einen Moment lang traurig sind über das, was Sie in sich entdecken. Bleiben Sie einfach gut mit sich in Verbindung. All diese Dinge haben bis jetzt unbeachtet in Ihnen und durch Sie gewirkt. Sie machen sie sich jetzt einfach bewusst, und das ist gut, denn dadurch eröffnet sich automatisch die Chance, dass sich etwas entwickelt.

Der siebte Tag: Sonntag

Egal, was rund um Sie geschieht, heute geht es um das Streben nach der Vorherrschaft des ventralen Vagus. Dafür ist es gut, an den anderen Tagen geübt zu haben, denn dann wissen Sie genau, aus welchem Ausgangszustand Sie kommen. Sie haben in Teil 1 des Buchs erfahren, dass es eine feste Hierarchie zwischen den autonomen Zuständen gibt. Versuchen Sie an diesem Tag, aktiv immer den nächstgesünderen autonomen Zustand anzustreben. Wenn Sie einen Shutdown bemerken, versuchen Sie also zur Aktivierung des Sympathikus zu finden. Das heißt, sobald Sie Starre empfinden, versuchen Sie, irgendwie in Bewegung zu kommen. Im Übungsteil finden Sie dazu bei den anregenden Übungen eine Menge Möglichkeiten (ab Seite 155). Wenn Sie stark sympathikoton sind, dann versuchen Sie, den Sympathikus zu dämpfen und die Aktivität des ventralen Vagus zu stärken. Auch dafür finden Sie im Übungsteil Vorschläge im Kapitel der beruhigenden Übungen (siehe ab Seite 129).

Die Woche im Rückblick

Nehmen Sie sich am Ende der sieben Tage eigens etwas Zeit und spüren Sie in Ruhe nach, was Sie durch die vorgestellte Sichtweise alles erlebt haben. Welche neuen Aspekte haben Sie an sich wahrgenommen und was ließ sich dadurch in Ihrem Alltag vielleicht ein wenig leichter gestalten? Wenn Sie gute und nützliche Erkenntnisse gewonnen haben, dann fangen Sie montags einfach wieder mit Tag eins an. Üben Sie dieses Programm ruhig mindestens zwei bis drei Monate. Im Laufe der Zeit werden Sie merken, wie Sie ganz von allein die Beobachtung starten, ohne dass Sie es sich konkret vorgenommen haben. Sie werden auch die subtilsten Anzeichen deutlicher und schneller wahrnehmen können.

2.6

Emotionale Erste Hilfe

Jederzeit kann es uns im Alltag passieren, dass wir Zeuge von Unfällen, körperlichen oder verbalen Übergriffen oder jeder anderen Art von unvorhergesehenen Ereignissen werden. Die Bandbreite ist groß: Der Vorfall kann manchmal so unscheinbar sein, dass es kaum auffällt, dass da gerade ein Übergriff stattfindet, ein andermal kann er derart schrecklich sein, dass man einfach nur weglaufen möchte. Jederzeit können wir auf eine Person in einem der beschriebenen autonomen Notzustände treffen, im Alltag wird es aber eher selten vorkommen. Vor allem in Fällen von echter Hilflosigkeit, Desorientiertheit, Schock oder Panik ist es wichtig zu wissen, wie man dem Betroffenen im Idealfall begegnen sollte. In unserer Zeit, da Unfallzeugen lieber mit ihrem Smartphone die Opfer filmen, Helfer angreifen oder aber aus eigener Hilflosigkeit wegschauen, brauchen wir mehr als je zuvor Empathie, Mut und Wissen.

Nach dem, was wir über die Entstehung von Traumata und Traumafolgen wissen, sind es nicht nur dramatische Vorfälle, sondern oft kleine Alltagstraumata, die das Leben mit einem Schlag verändern können. Ob sich eine Traumafolge ausbildet oder aber nicht, liegt unter anderem daran, welche Unterstützung wir am Ort des Geschehens oder generell in einer Notlage bekommen haben und wie lange wir darauf warten mussten. Neben Empathie, Entschlossenheit und Wissen brauchen wir als Helfende im Fall der Fälle vor allem Gelassenheit, um uns vom Geschehen emotional nicht selbst überwältigen zu lassen. Wir brauchen stattdessen eine sachliche, zugleich mitfühlende und selbstregulierte Haltung.

Die folgenden Schritte sollen Ihnen neben der allgemein bekannten offiziellen Rettungskette dabei helfen, beherzt, angstfrei und sensibel einer betroffenen Person emotional beizustehen. Auch wenn das Lesen und Verinnerlichen der folgenden Punkte einige Zeit in Anspruch nehmen wird, seien Sie sich dessen bewusst, dass wir im Alltag manchmal innerhalb einer Sekunde entscheiden müssen, was zu tun ist – zum Beispiel, wenn Sie im Bus auf eine Person treffen, die gerade eine Panikattacke erleidet, oder wenn Ihr Kind mit dem Roller stürzt oder eine Person im Supermarkt ausrutscht. Viele Menschen sagen und bedauern, dass Sie sich in der Rolle des Ersthelfers nicht sicher fühlen würden, und fürchten sich davor, Zeugen einer entsprechenden Situation zu werden.

Zusätzlich zu den folgenden Tipps sollten Sie sich vor Augen zu führen, dass sich der Betroffene so oder so bereits in einer Notlage befindet, ganz unabhängig von Ihrer Reaktion. Schon jedes kleine bisschen, das Sie ihm an Unterstützung gewähren, kann die Situation des Hilfsbedürftigen entscheidend verbessern. Wenn Sie die nächsten Punkte auch nur zur Hälfte beherzigen, helfen Sie demjenigen schon viel mehr, als wenn Sie einfach nur vorbeigehen.

Wenn man einmal selbst betroffen ist und erlebt, wie die Mitmenschen reihenweise weggucken und weitergehen, könnte man den Glauben an die Menschheit verlieren. Der wichtigste Aspekt ist also, sich überhaupt für die Rolle der helfenden Person zu entscheiden. Je mehr Sicherheit Sie im Umgang damit bekommen, desto leichter wird Ihnen diese Entscheidung fallen.

Regeln und Techniken für emotionale Ersthelfer

1. Schalten Sie Ihren inneren Beobachter ein. Prüfen Sie, in welchem neurophysiologischen Zustand Sie selbst sind, denn wahrscheinlich steigt auch Ihre Erregungskurve, wenn Sie Zeuge eines Vorfalls sind.
2. Regulieren Sie zuerst sich selbst. Nehmen Sie einige tiefe Atemzüge. Atmen Sie vor allem möglichst langsam und lange aus. Das beruhigt Ihr Nervensystem und vermittelt ihm, dass Sie selbst außer Gefahr sind.
3. Fokussieren Sie Ihren Blick und Ihre Gedanken auf die reinen Tatsachen. Besonders in Situationen, die sich als stark überwältigend oder sehr ungerecht darstellen, sind wir schnell emotional involviert. Sobald Sie sich selbst reguliert haben, versuchen Sie, selbst klar und gelassen zu bleiben, indem Sie laut oder leise formulieren, was Sie rund um sich sehen, das heißt, indem Sie sich in der Situation orientieren. Das könnte folgendermaßen aussehen: Ich bin im Supermarkt XY und befinde mich gerade in der Drogerieabteilung. Eine Person ist gestürzt, und neben mir befindet sich eine weitere Person, die ich gleich um Unterstützung bitten werde. Ich spüre eine Anspannung in meinem Körper und den Impuls, erschrocken aufzuschreien oder schnell hinzurennen. Ich reguliere mich wie unter Punkt 2 beschrieben und gehe zu der liegenden Person.
4. Gehen Sie langsam auf die Person zu und nähern Sie sich nach Möglichkeit in deren Gesichtsfeld, sodass die Person Sie herankommen sehen kann.
5. Wenn die Person Sie anschaut, ist es immer gut, zu fragen, ob es in Ordnung ist, wenn Sie näher kommen. Sehr irritierte Menschen werden Ihnen nicht wirklich antworten (können). Handeln Sie immer mit wachen Sinnen und nach Ihrem Gefühl. Halten Sie auf alle Fälle einen Mindestabstand, der trotz relativer Nähe Sicherheit vermittelt.
6. Sprechen Sie die Person ruhig und langsam an. Sie könnten etwa sagen: »Sie hatten einen Unfall, und ich bleibe jetzt bei Ihnen, bis Hilfe kommt.« Oder: »Du bist hingefallen, und ich bleibe bei dir, bis es dir besser geht.« Versichern Sie der Person auf alle Fälle, dass Sie sie nicht alleine lassen. Das ist zum Herstellen eines gewissen Sicherheitsgefühls sehr wichtig.
7. Egal, ob Sie einem Erwachsenen oder einem Kind helfen: Holen Sie sich die Erlaubnis oder kündigen Sie zumindest an, wenn Sie die Person körperlich berühren. Sagen Sie dabei, wo Sie Ihre Hand hinlegen werden oder dass Sie sich einfach zur Unterstützung jetzt neben die Person setzen. Es ist nicht unbedingt nötig, Betroffene überhaupt zu berühren, es kann sich sogar in

manchen Fällen negativ auswirken. Ihr Instinkt wird Ihnen helfen, und Sie könnten es einfach ankündigen: Ist es in Ordnung, wenn ich meine Hand auf Ihren Arm lege? Wenn die Person desorientiert zu sein scheint, sagen Sie einfach: »Ich lege jetzt meine Hand auf Ihren Arm.« Sie werden selbst spüren, ob sich die Person dann beruhigt oder eher noch unruhiger wird.

Vielleicht waren Sie selbst schon einmal in solch einer prekären Situation oder wundern sich, warum Sie sich von einer scheinbaren Lappalie nur schwer erholt haben. Mittlerweile wissen wir, dass es viele Dinge gibt, die die Situation verschlimmern könnten oder zumindest nicht förderlich sind für die Traumaheilung.

Von emotionalen Ersthelfern zu unterlassen

1. Sparen Sie sich Äußerungen, von denen Sie nicht wissen, ob sie zutreffen. Instinktiv sagen wir gerne: »Na, ist ja Gott sei Dank nix passiert«, oder: »War doch nicht so schlimm«, oder ganz kurz: »Nix passiert!« Nüchtern betrachtet dienen diese Floskeln weniger der betroffenen Person als eher der eigenen Beruhigung nach dem Schreck. Tatsächlich wissen wir im Moment eventuell noch gar nicht, ob etwas passiert ist. Außerdem liegt derjenige ja vor uns am Boden, also ist ja ganz klar etwas passiert, auch wenn augenscheinlich kein Blut fließt. Die Person ist gestürzt und kann sich eine Prellung, Verstauchung, innere Blutung, Gehirnerschütterung oder sonst etwas zugezogen haben. Der Schock ist schlimm genug! Besser ist es also zu versuchen, etwas wirklich Unterstützendes im Sinne der Regel 6 (siehe vorige Seite) zu formulieren und damit Zeit zu gewinnen, in der sich das Nervensystem der betroffenen Person aus dem Schreck oder der dorsal-vagalen Starre langsam und im eigenen Tempo stufenweise über das Einspringen des Sympathikus zurück in die Regie des ventralen Vagus bewegen kann.
2. Vermeiden Sie unnütze Diskussionen mit Umstehenden. Das könnte herausfordernd für Sie sein, denn besonders wenn die Situation Sie selbst erschreckt hat, sind Sie vom Sympathikus erregt, und in diesem Zustand diskutieren wir lieber, statt entspannt durchzuatmen und sanft zu »säuseln«. Aber gerade ruhiges Zureden wird es sein, was der hilfsbedürftigen Person gut bekommt. Machen Sie sich auch frei von Ihrer eigenen Enttäuschung, dass eventuell keine weitere Hilfe kommt, schon dieser Umstand kann auf Helfer niederschmetternd wirken. Entkoppeln Sie sich möglichst auch

davon, dass rund um Sie weitere Dinge passieren, die ungewöhnlich oder schwer zu verstehen sind. Sorgen Sie selbst für eine sichere Umgebung, indem Sie sich so zur betroffenen Person stellen oder setzen, dass sie gegen die Blicke von Neugierigen abgeschirmt ist. Versuchen Sie, sozusagen eine Sicherheitsblase aufzubauen. Das Wichtigste ist das Herstellen einer subjektiv sicheren Situation für Sie und Ihren Schützling.

3. Zerren Sie nicht an Personen herum. Besonders Kinder und Senioren stürzen häufig und sind dann darauf angewiesen, einfühlsam wieder auf die Spur gesetzt zu werden. Begleiten Sie dies immer mit ankündigenden Worten wie: »Ich helfe Ihnen jetzt hoch, ja?« Wenn die betroffene Person irgendwie mithelfen kann, dann lassen Sie sie das tun, denn das stärkt ihre innere Haltung. So helfen Sie nicht nur körperlich, denn die Erkenntnis »Ich kann wieder gehen« hilft mental aus der hilflosen Situation.
4. Auch wenn ein Vorfall schon länger zurückliegt, bleibt es im Kontakt mit Traumabetroffenen wichtig, auf die eigenen Worte zu achten. Vermeiden Sie die in der folgenden Aufzählung genannten und ähnliche Äußerungen. Denn je nachdem, wen Sie vor sich haben, vermitteln und verstärken sie nur das, womit viele Traumabetroffene ohnehin jeden Tag kämpfen, etwa den Minderwertigkeitskomplex, hervorgerufen von dem Gefühl, selbst an der Misere schuld zu sein – nicht nur am Ursprungstrauma, sondern nun auch noch an der fehlenden Genesung. Das kann wirklich fatale Ausmaße annehmen und im Zweifel die Person in einen weiteren Rückzug drängen. Wenn Sie selbst betroffen sind und man Ihnen solche Worte an den Kopf wirft, versuchen Sie, es nicht persönlich zu nehmen. Sie allein legen fest, wann es gut ist und was Ihnen auf dem Weg dahin wirklich hilft. Es dauert immer so lange, wie es dauert! Keine andere Person kann besser wissen, wie lange das sein wird, als eben die betroffene Person.
5. Vermeiden Sie fordernde, bedrängende, erwartungsvolle Aussagen wie:
   - Na, nun müsste es doch eigentlich wieder gut sein.
   - Lach doch mal.
   - Hab dich doch nicht so.
   - Du musst dich ein wenig mehr anstrengen, dann wird es schneller gut.
   - Du musst es nur wollen.
   - Alles eine Frage der Einstellung.
   - Glücklich sein ist eine Frage der Haltung.
   - Denk doch an was Schönes.

TEIL 3

Regulierende Körperübungen: Der innere Therapeut

Schon auf dem Umschlag dieses Buchs lesen Sie vom »inneren Therapeuten« und wogegen er Ihnen helfen soll. Was verbirgt sich hinter dieser Formulierung? Geht es nur um die einfachen Übungen, die ihn rein durch das Praktizieren aktivieren sollen, oder steckt noch etwas ganz anderes dahinter? Und wo sitzt der innere Therapeut in uns eigentlich?

Um diese Fragen zu klären, richten wir einen Blick auf das Gehirn. Hinter der Stirn liegt der *präfrontale Kortex,* das Stirnhirn. In der Entwicklungsgeschichte des menschlichen Gehirns ist dieser Teil der jüngste. Bei Heranwachsenden differenziert sich diese Region erst im Laufe der Entwicklung aus. Er beinhaltet jenen sehr komplexen Funktionsbereich, der unsere Persönlichkeit ausmacht. Unter anderem finden sich hier unser Intellekt, die Fähigkeit, unser Sozialverhalten zu regulieren, die Fähigkeit zur Entscheidungsfindung und die Fähigkeit zum Planen weitreichender Handlungen.

Das heißt, in diesem Teil des Gehirns entscheiden wir uns, ob wir eine bewusst gesunde und achtsame Lebensweise vorziehen möchten oder eben nicht. Es war dieser Teil des Gehirns, der für Sie entschieden hat, dieses Buch zur Hand zu nehmen, um selbstwirksam an Ihrer Gesundheit zu arbeiten. All die Fähigkeiten, die in dieser Hirnregion repräsentiert sind, fasst man unter dem kleinen und doch recht bedeutsamen Wort »Selbst« oder »Ego« zusammen. Aus diesem Selbst entspringt die Gesundheit. Natürlich gibt es genetisch bedingte Krankheiten, gegen welche die Medizin am besten helfen kann. Auf einen Großteil der in der Gesellschaft verbreiteten Erkrankungen können wir jedoch aktiv aus dem Selbst heraus einwirken. Das heißt, man kann entweder ihrer Entstehung vorbeugen oder ihre Heilung unterstützen.

In einer Studie zu diesem Thema haben US-amerikanische Wissenschaftler um Steven Cole und Barbara Fredrickson bereits 2013 eine ebenso eindrucksvolle wie angezweifelte Entdeckung veröffentlicht. Sie untersuchten 80 grundsätzlich gesunde erwachsene Personen. Sämtliche Teilnehmer fühlten sich in ihrem eigenen Erleben glücklich, gesund und wohl. Der einzige Unterschied war ihre Lebensweise. Während die eine Gruppe einem vom Lustprinzip geleiteten Lebensstil folgte, der gern jedes Vergnügen mitnimmt, führte die andere Gruppe ein genügsames, achtsames und von höheren Werten und Zielen bestimmtes Leben. In einer genetischen Untersuchung von Blutproben zeigte sich, dass die letztere Gruppe ein deutlich stärkeres Immunsystem und niedrigere Entzündungswerte hatte, während in der ersten Gruppe die umgekehrte Tendenz nachweisbar war. Die Ergebnisse sind insofern spannend, als ja unabhängig von den Befunden alle Teilnehmer subjektiv bei gutem Wohlbefinden waren.

Vielleicht hilft Ihnen dieser kleine Exkurs dabei, moralisch gestärkt auf Ihren achtsamen Übungsweg zu starten. In Teil 3 des Buchs, seinem letzten Abschnitt, habe ich für Sie hilfreiche, leicht ausführbare Bewegungs-, Atem- und Achtsamkeitsübungen zusammengestellt. Diese werden durch die gezielte Anwendung Ihr autonomes Nervensystem und damit den ganzen Körper ins gesunde Spektrum einladen. Hauptsächlich und grundsätzlich geht es bei den Übungen um Regulation von zu viel Spannung, um Aktivierung bei zu wenig Spannung sowie um Befreiung aus blockierten Zuständen.

Die Übungsanleitungen folgen einem Schema: Die Überschrift besteht aus der ausführlichen **Bezeichnung** der Übung und einem einprägsamen **Kurznamen.** Unter dem Stichwort **Hintergrund** erhalten Sie allgemeine Informationen zur Übung, etwa über die Wirkung und den anatomischen Bezug oder die Bezüge zwischen den anatomischen Strukturen. Von Fall zu Fall ist ein **Zeitpunkt** empfohlen. Unter **Ausgangsstellung** erfahren Sie, von welcher Körperhaltung die jeweilige Übung ausgeht. Unter **Ausführung** finden Sie die Beschreibung des Übungsablaufs Punkt für Punkt. Es folgt gegebenenfalls die vorgesehene **Dauer** oder **Wiederholungszahl.** Da nicht alle Übungen vollumfänglich für jede Person geeignet sind, finden Sie unter **Notabene** Hinweise, worauf besonders zu achten ist oder in welchen Fällen Sie die Übung abwandeln oder besser gar nicht durchführen sollten. Wenn Sie unsicher sind, besprechen Sie Ihre Zweifel mit Ihrem behandelnden oder betreuenden Arzt, Physiotherapeuten, Yogalehrer oder Osteopathen. Ich wünsche Ihnen viel Spaß und Wohlgefühl beim Üben.

3.1

Zur Durchführung der Übungen

Alle beschriebenen Übungen können Sie separat oder in beliebiger Kombination als Serie praktizieren. Sicherlich werden Sie einige der Übungen schon kennen. Wichtig ist, dass Sie erspüren, wann Sie welche Übungen auswählen sollten. Versuchen Sie also, ein Gespür dafür zu entwickeln, in welchem autonomen Zustand Sie gerade sind und welche Übung für Sie daher hilfreich ist. Wie Sie bereits wissen, ist das übergeordnete Ziel aller Übungen die Selbstregulation. Eine erste wichtige Basisübung ist dafür die Ausbildung des inneren Beobachters. Sie finden die Anleitung dafür in Teil 2 ab Seite 93. Der innere Beobachter ist wie ein realer Trainer während der ganzen Übungspraxis anwesend und hat die Aufgabe aufzupassen, dass es Ihnen gut geht. Darüber hinaus sorgt er dafür, dass Sie aufmerksam im Moment bleiben.

Betrachten Sie die Übungen zunächst eher als Angebot für Ihre Erkundung und weniger als dogmatisch durchzuführendes Programm. Natürlich können Sie, um die Übungen kennenzulernen, einfach der Reihe nach vorgehen. Wenn Ihnen die Abfolge gefällt, können Sie sie jederzeit genau so beibehalten. Die Übungen sind nach dem Schwierigkeitsgrad des nötigen Körpereinsatzes aufgelistet. Später, wenn Sie die Übungen etwas besser kennen, können Sie sich für Ihre Anwendung jeweils genau die eine Übung herausnehmen, von der Sie spüren, dass sie im Moment oder am jeweiligen Tag gut für Sie ist, denn das kann sich von Tag zu Tag ändern. Je mehr Sie sich Ihres autonomen Zustands bewusst werden, desto gezielter können Sie auf Kampf- oder Fluchtmodus oder Shutdown reagieren. Auch wenn Sie sich ohnehin gut im ventralen Vagus verankert fühlen, stellen diese Übungen eine angenehme Regenerationsmaßnahme dar. Mit der Zeit werden Sie genau spüren, was Ihr Nervensystem zurück in sein gesundes Funktionieren führt. Lösen Sie sich bitte von der Vorstellung, dass viel auch viel hilft, denn manchmal ist weniger tatsächlich besser. Wichtig ist, dass Sie sich während und vor allem nach jeder Übung Zeit nehmen, den Reaktionen und Impulsen Ihres Körpers unbefangen nachzuspüren, und sich dafür auch ausreichend Zeit einräumen. Jede Übung braucht einige Zeit der Integration ins Nervensystem.

Ich wiederhole: Das übergeordnete Ziel der Übungspraxis ist explizit nicht das Abarbeiten eines straffen Plans, sondern das Herstellen von Wohlbefinden und damit die Stärkung Ihrer nervlich gesunden Physis.

Später, wenn Sie alle Übungen ein paarmal ausprobiert haben, vertrauen Sie bei der Übungsauswahl ruhig auf Ihren Instinkt. Der wird manche Übungen sofort als nutzlos aussortieren. Feiern Sie diese Entscheidung. Manche andere Übungen hingegen werden Sie mit Sicherheit lieben. Die machen Sie regelmäßig. Alle Bewegungen können Sie so modifizieren, dass Sie sich gut damit fühlen. Sobald sich Schmerzen oder andere Symptome verstärken, variieren oder beenden Sie bitte die jeweilige Übung. Das Gleiche gilt auch für Symptome, die während des Übens neu auftreten sollten. Der Weg zur Gesundheit führt nicht über das Aushalten von Schmerz. Vertrauen Sie voll und ganz Ihrem Instinkt, denn der meldet sich mit Sicherheit, wenn Ihnen etwas nicht guttut. Das kann sich in Form einer Abneigung gegen eine Übung äußern oder auch in dem dringenden Bedürfnis, bestimmte Übungen mehrmals am Tag zu wiederholen. Beides kann richtig sein, sofern die Intention sinnvoll auf besseres Wohlbefinden ausgerichtet ist. Ich empfehle Ihnen, sich von den Kategorien »falsch« oder »richtig« zu lösen und stattdessen zwischen »wohlig« und »nicht so wohlig« zu differenzieren.

Noch ein wichtiger Hinweis: Manche Körperübungen können möglicherweise triggern, weil sie für Sie mit schwerwiegenden Themen, Erlebnissen oder Aspekten verknüpft sind. Gerade im individuellen Kontext von Traumafolgestörungen gibt es keine Übungen, die als immer gut oder als auf jeden Fall ungünstig einzustufen sind, denn die Symptomatik ist weitverzweigt und ganz individuell. Üben Sie nur die Dinge, bei denen sich im Laufe der Übung ein behagliches Gefühl einstellt, also ein entspannter Atem, eine zufriedenere Grundstimmung, angenehme Aktivierung, Körperwärme und Wachheit. All diese Gefühle sind mit dem ventralen Vagus verknüpft, den wir vor allem ansprechen und stärken wollen. Die Leitlinie lautet: Üben Sie nur im Rahmen Ihrer Möglichkeiten und Machbarkeit. Ein sinnvolles Nahziel ist also das Herausfinden dieser angenehmen Lieblingsübungen. Wenn Sie ein paar Übungen nicht ausführen, weil Sie sie nicht mögen, dann hat Ihr innerer Beobachter hervorragend gearbeitet. Dafür dürfen Sie sich imaginär auf die Schulter klopfen.

Auch wenn sehr viele hier beschrieben sind, kann es sein, dass Sie vorläufig nur eine einzige Übung ausführen können. Ist das der Fall, dann bleiben Sie nicht stehen, sondern suchen Sie sich die nächste Übung, die Ihnen am ehesten in den ventral-vagalen Modus verhilft. Selbstermächtigung ist hier angebracht, denn kaum jemand könnte besser wissen als Sie, womit es Ihnen gut geht. Falls Sie spüren, dass Übungen bestimmte ungelöste Probleme oder unverarbeitete traumatische Erfahrungen heraufbeschwören, zögern Sie nicht, sich diese Übung zusammen mit einem auf Traumata spezialisierten Körpertherapeuten anzuschauen. Sehen Sie es als Chance, sehen Sie die Erkenntnis als Tür, die es zu durchschreiten gilt, und bitte niemals als Schwäche.

ALLGEMEINE HINWEISE ZU ALLEN ÜBUNGEN

Übungsvorschläge, auch die in diesem Buch, treffen auf ein ganz individuelles Echo: Die einen sind ganz begeistert von einer Übung, der Nächste braucht nicht einmal im Ansatz daran zu denken, sie zu absolvieren, weil der Körper aufgrund früherer Verletzungen oder Erkrankungen das einfach nicht hergibt. Das ist völlig in Ordnung, denn so ist das Leben. Perfektion existiert nur in unserer Vorstellung. Den Teilnehmern meiner Yogagruppen versuche ich folgenden Ansatz nahezubringen: kein Defizitdenken! Denn die Feststellung eines Mangels oder Makels erzeugt keine hilfreiche, produktive Information für das Nervensystem. Aus meiner Sicht gibt es nichts Hilfreicheres, als die Übungen so mitzumachen, wie es im Moment eben möglich ist. So werden Sie im Körper nach der Übung ein gutes Gefühl verspüren. Übungen und Übungsteile, die Ihnen zu schwerfallen oder unmöglich sind, dürfen und sollen Sie so modifizieren, dass es Ihnen gut möglich ist, sich komfortabel und hilfreich zu bewegen. Irgendetwas geht immer, selbst sich die Übung einfach nur vorzustellen ist ein wesentlich positiverer Input fürs Gehirn und den Körper, als gar nichts zu tun oder sich selbst noch die eigene Unfähigkeit vorzuwerfen. Vertrauen Sie während aller Übungen ganz auf Ihren Instinkt! Der Körper ist viel schlauer, als wir es ihm manchmal zugestehen. Spüren Sie einen Ansatz von Zweifel, lassen Sie die Übung an diesem Tag einfach sein oder vereinfachen Sie sie. Bei allen Übungen dieses Buchs geht es darum, sich selbst und den eigenen Körper genauer kennenzulernen und genauer zu spüren. Lösen Sie sich von der Vorstellung, dass Sie üben um des Übens willen oder alles ganz korrekt nachmachen sollten, was gezeigt wird.

Manche Übungen, etwa die Yogahaltung »Kind«, können eine herausfordernde Körperhaltung verlangen. Achten Sie immer auf Ihre Gelenke und quälen Sie sich nicht! Es ist kein Defizit, wenn eine Übung für Sie nicht zu machen ist oder bei Ihnen komplett anders aussieht als auf unserem Foto. Es ist lediglich Ihr körperlicher Zustand, der im Moment noch nichts anderes gestattet, und an dem arbeiten wir ja. Und nun wünsche ich Ihnen viel Freude beim Praktizieren.

3.2

Entspannende Übungen, die das ventral-vagale System fördern

Einfache Rückenlage: **Beach-Lage**

Hintergrund: Was sich so simpel liest, fällt manchem schwerer als 20 Liegestütze: einfach ein paar Minuten nur gerade und ausgestreckt liegen. Die einzige Herausforderung bei dieser Übung ist es, Sie überhaupt zu machen und dabei etwas Ruhe in den Körper und den Geist einkehren zu lassen.
Ausgangsstellung: gerade Rückenlage
Ausführung

1. Legen Sie sich bequem auf eine Yogamatte, auf eine auf dem Boden ausgebreitete Decke oder einfach auf eine Couch. Verschränken Sie Ihre Hände und legen Sie sie wie ein Kissen unter Ihren Hinterkopf. Die Daumen liegen dabei am hinteren Haaransatz beziehungsweise etwas unterhalb der knöchernen Schädelkante. Wenn Sie dort ein wenig umhertasten, spüren Sie die kleinen Nackenmuskeln. Oft lässt sich ein Unterschied in der Spannung zwischen links und rechts wahrnehmen. Lassen Sie den Kopf ganz entspannt auf Ihre Daumen sinken. Falls diese Armhaltung unbequem

ist, können Sie alternativ die Arme weit nach links und rechts ausbreiten und locker auf dem Boden ablegen.

2. Atmen Sie nun in aller Ruhe tief ein und ganz langsam und so lange, wie es angenehm ist, sanft durch den leicht geöffneten Mund oder die Nase aus. Wiederholen Sie das einige Male und entspannen Sie mit jedem Ausatmen so viele Muskeln oder Körperregionen, wie Ihnen angenehm oder möglich ist. Entspannen Sie vor allem Ihre Kiefergelenke und lösen Sie die Zahnreihen voneinander. Sofern Sie stark angespannt sind und das Gefühl auftaucht, dass Sie gar nicht zur Ruhe kommen, nutzen Sie nochmals bewusst Ihren Atem. Atmen Sie langsam ein und pusten Sie mit der Ausatmung bewusst Luft hörbar durch den leicht geöffneten Mund aus, als wollten Sie eine Kerzenflamme sanft flackern lassen. Versuchen Sie insgesamt jedoch nichts Bestimmtes zu erreichen. Lassen Sie einfach nur so viel los, wie gerade möglich ist. Lösen Sie sich von jedem Anspruch auf Perfektion. Setzt ein Gähnen ein, freuen Sie sich darüber und kosten Sie es ruhig aus, denn es ist das beste Zeichen dafür, dass sich Ihr Körper zu regulieren beginnt.

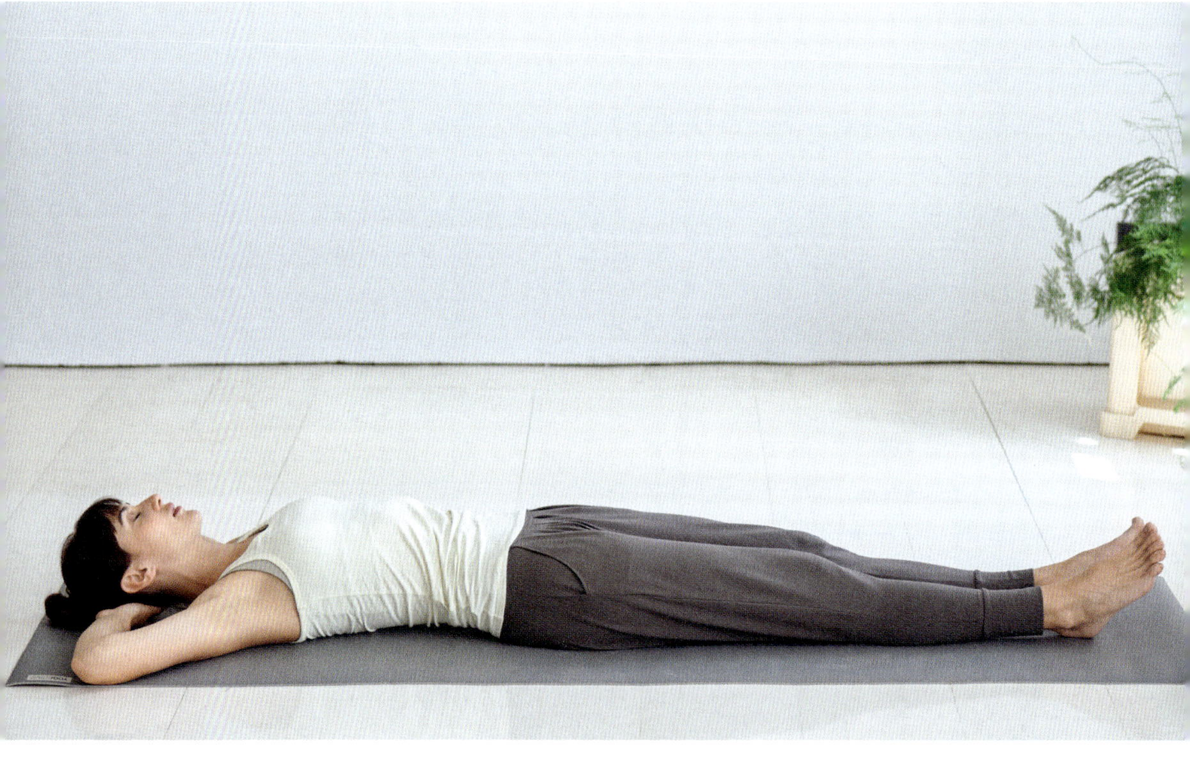

Wahrscheinlich wird Ihr Körper schon nach kurzer Zeit kleine Korrekturbewegungen machen wollen, ruckeln und rekeln Sie sich dann immer in die entspannteste Haltung. Falls Sie während dieser ersten Übung einschlafen, genießen Sie die kurze Pause und versuchen Sie sich auf gar keinen Fall wach zu halten. Gestatten Sie sich das Einschlafen, denn höchstwahrscheinlich signalisiert Ihr Körper Ihnen einfach nur, wie sehr er auf diese Pause gewartet hat, und nutzt erfreut seine Chance auf Regeneration.

Dauer: 2 bis 10 Minuten

Bitte beachten: Wenn die gerade Rückenlage anfänglich nicht geht, weil Ihr Körper zu sehr im Beugemuster steckt, legen Sie sich eine gerollte Decke unter die Knie. Das entspannt und entlastet den unteren Rücken. Falls Sie die Arme links und rechts ausgebreitet haben, legen Sie sich bei Bedarf ein kleines Kissen unter den Kopf. Wenn Ihr Nervensystem in hoher Anspannung ist, kann es sein, dass die Augenlider anfangen zu flattern. Beobachten Sie das einfach nur, nach einiger Zeit des Übens wird es vergehen. Falls es Sie bei der Entspannung behindert, öffnen Sie einfach kurz die Augen.

Massage des Kopfwenders: **Kopfschnurrer**

Hintergrund: Der *Musculus sternocleidomastoideus* ist maßgeblich für die Drehung des Kopfs zuständig und heißt daher auf Deutsch *Kopfwendemuskel* oder *Kopfnicker*. Kopfdrehungen sind neben den Augenbewegungen essenzielle Bewegungen für die Orientierung und damit das Überprüfen der Sicherheitslage. Gerade wenn Sie sich oft in Anspannung oder sogar in Abspaltung befinden, entsteht in der Halsregion viel Anspannung. Wollen wir aktiv am Sicherheitsempfinden arbeiten, ist es nur schlüssig, diesem Muskelpaar Entspannung und damit Beweglichkeit zu geben. Die Kopfwender entspringen jeweils am Schlüsselbein und verlaufen seitlich am Hals nach hinten oben Richtung Schädel. Der breitflächige Ansatz sitzt knapp hinter den Ohren und überdeckt dort jeweils die wichtige Nervenaustrittsstelle *Foramen jugulare*. *Foramen* ist das lateinische Wort für »Loch« oder »Durchlass«. Durch diese beiden Öffnungen verlaufen die Vagusnerven. Mit der Massage am Ansatz der Kopfwendemuskeln verschaffen wir also dem Vagus und allen mit ihm austretenden Strukturen etwas mehr Platz und Beweglichkeit. Diese beiden Aspekte sind die Vorbedingungen für bessere Funktionalität.

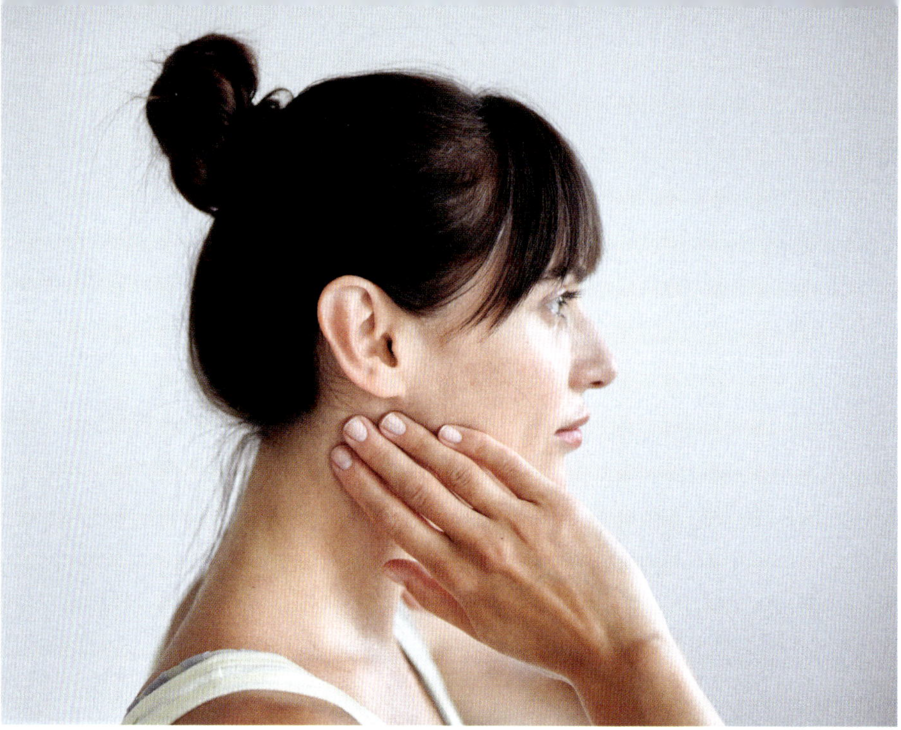

Ausgangsstellung: Rückenlage, Sitz oder Stand

Ausführung

1. Legen Sie die Zeige-, Mittel- und Ringfinger beider Hände sanft und flächig unter und hinter Ihre Ohren. Wenn Sie nun den Kopf hin- und herdrehen, spüren Sie unter Ihren Fingerspitzen den kräftigen Muskelstrang der Kopfwendemuskeln. Aber keine Sorge: Auch wenn Sie ihn nicht genau spüren, können Sie ihn nicht verfehlen. Beginnen Sie mit den flach aufgelegten Fingerspitzen beider Hände und mit leichtem Druck jeweils in dieser Region langsam, beruhigend und wohlig zu kreisen. Lassen Sie sich in diesen weichen, knetenden Bewegungen von Ihrer Intuition leiten und die Finger überall dort kreisen, wo es sich wohlig anfühlt. Wenn Sie mögen, lassen Sie den Kopf dabei sanfte, minimale Drehungen nach links und rechts machen, ganz soft. Weniger ist mehr. Lösen Sie die Zahnreihen voneinander. Meistens stellt sich relativ bald ein Gähnen ein. Feiern Sie jedes einzelne Gähnen, denn es ist ein deutliches Zeichen dafür, dass sich das Nervensystem zu regulieren anfängt. Als Variation könnten Sie mit den Fingerkuppen von hinten an den Muskel sanft ansetzen und mit leichtem Druck nach vorn über den Muskel streichen.
2. Streichen Sie am Ohr beginnend jeweils am Muskel langsam aus. Vom flächigen Ansatz hinter dem Ohr seitlich am Hals hinunterstreichen, bis die Fingerspitzen die Schlüsselbeine erreichen. Dabei können Sie die

Fingerspitzen auseinanderdriften lassen, sodass sie den seitlichen vorderen Hals breitflächig ausstreichen. Bleiben Sie angenehm mit Ihrem Atem in Verbindung und schnurren Sie dabei wie eine Katze, wenn Sie mögen.

Dauer: 1 bis 3 Minuten

Bitte beachten: Achten Sie speziell darauf, dass Sie nur mit so viel Druck in der sensiblen Halsregion arbeiten, es angenehm für Sie ist.

FASZIEN

Der Begriff »Faszien« steht für das wie ein großes Netz gespannte Bindegewebssystem des Körpers. Dazu gehören sämtliche umhüllenden und verbindenden Strukturen, etwa die Umhüllung der Muskeln, das unter der Haut liegende Subkutangewebe und alle Gelenkkapseln, aber auch die Umhüllungen und Aufhängungen der inneren Organe. Dementsprechend lassen sich diese Strukturen ganz allgemein in die oberflächlichen, tiefen und organischen Faszien einteilen.
Die Funktion der Faszien ist komplex. In ihrer Vielschichtigkeit sichern sie nahezu jede Körperfunktion. Neben der mechanischen Stützfunktion bilden sie die Korridore für die in ihnen verlaufenden Nerven und Blutgefäße. Sie dienen der Verbindung genauso wie der Abgrenzung verschiedener Strukturen. Weiterhin bietet dieses Netz aus straffem Gewebe Schutz vor Verletzungen.
Gemäß dem Leitsatz »Die Struktur folgt der Funktion« passen sich Faszien funktional an die Anforderungen ihrer jeweiligen Umgebung an. In dieser Dynamik unterstützen sie die Kraftübertragung und halten die Spannung, daher sind sie maßgeblich für die Körperstatik verantwortlich. Ihre Fähigkeit, Wasser zu speichern, stellt eine wichtige Säule des Immunsystems dar.
Über all das hinaus vermitteln die Faszien Informationen: Unzählige in den Faszien liegende Rezeptoren nehmen Reize auf und leiten sie weiter. Das Gewebe reagiert auf Zug-, Druck-, Temperatur- und Schmerzreize und wird darüber hinaus unwillkürlich vom autonomen Nervensystem beeinflusst. Das heißt, alle drei im Buch beschriebenen Bestandteile des autonomen Nervensystems – ventraler Vagus, Sympathikus und dorsaler Vagus – nehmen mit ihren Reaktionsmustern maßgeblichen Einfluss auf den Zustand und die Funktion der Faszien und damit auf die körperliche und psychische Gesundheit.

Ausstreichen der Zentralsehne: Vagus-Schmeichler

Hintergrund: Die Zentralsehne, ein Strang aus Faszien (siehe Seite 133), verläuft in der Mitte des Körpers vom Kopf bis zum Beckenboden. Seine Strukturen, die diese Übung anspricht, sind die vorderen Halsfaszien, der Kehlkopf, das Brustbein und das Zwerchfell. Neben ihrer statischen Bedeutung ist die Zentralsehne ein »Wegbereiter« des Vagus und damit eine für die Regulation des Nervensystems wichtige Struktur.

Ausgangsstellung: Rückenlage, Sitz oder Stand

Ausführung

Legen Sie Ihre Hände breitflächig und weich auf die Vorderseite des Halses, die Fingerspitzen unterhalb vom Unterkiefer. Wenn es für Sie leichter ist, heben Sie das Kinn ein wenig an. Mit einer weich fließenden Bewegung streichen Sie hinab über den Kehlkopf und bis hinunter über das Brustbein. Am Ende des Brustbeins, wo die knöchernen Strukturen enden, fallen die Finger in eine Vertiefung. Von dort an streichen Sie links und rechts unterhalb Ihrer Rippenbögen nach außen und streichen bis zur Seite den Verlauf des Zwerchfells aus. Nach 3 bis 4 Wiederholungen taucht eventuell ein Gähnimpuls auf. Feiern Sie auch dieses Gähnen, denn es ist eine erwünschte Reaktion Ihres Körpers auf diese Bewegung.

Dauer: 5- bis 10-mal oder so oft Sie mögen

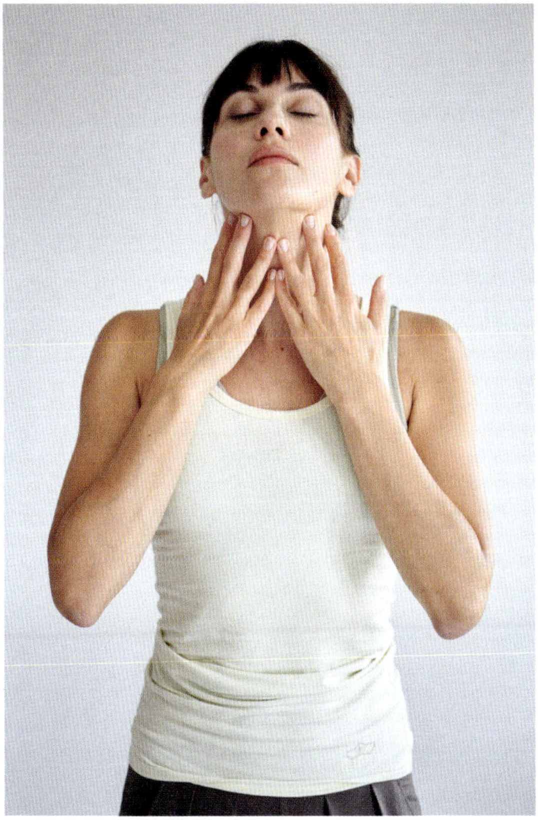
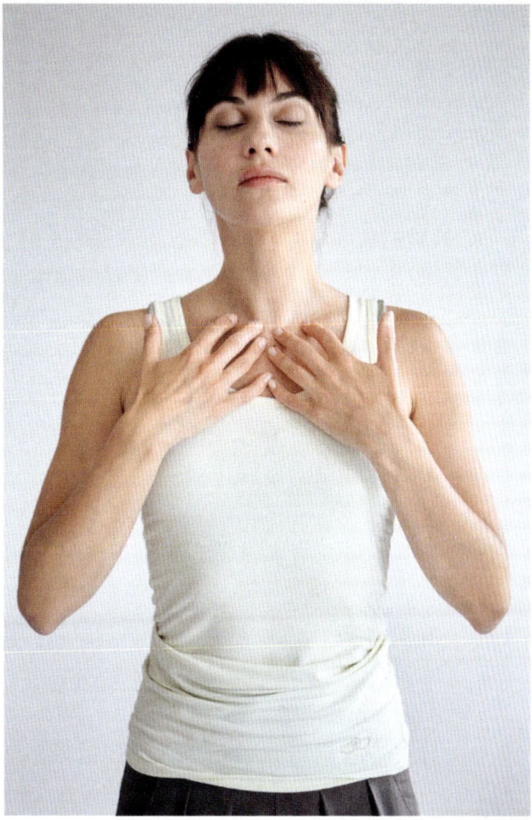
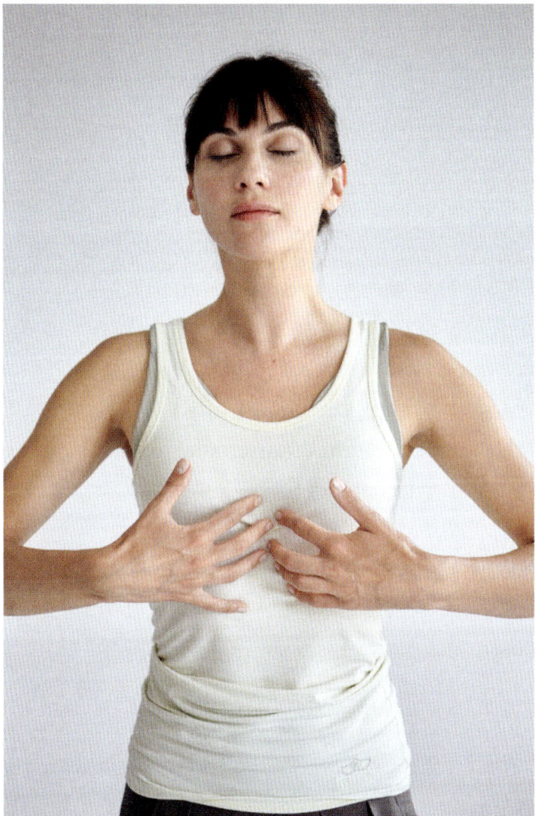
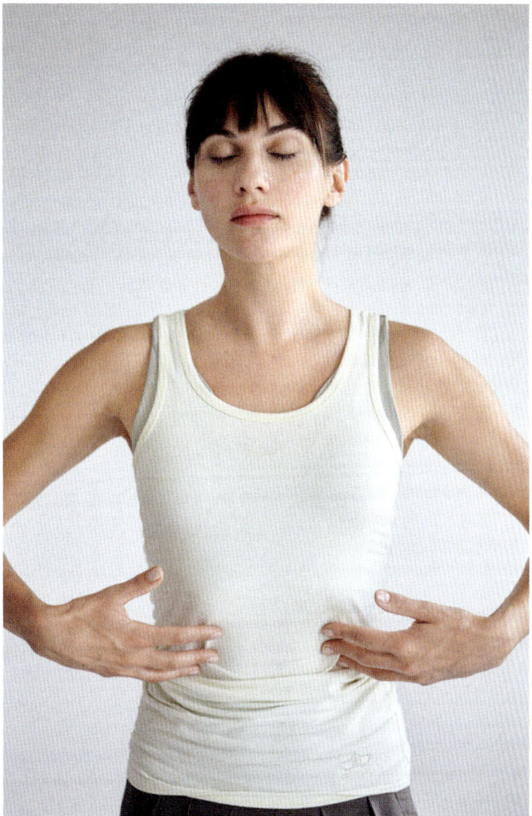

Funktionsmassage des seitlichen Nackens: **Nackenkneter**

Hintergrund: Besonders bei echten oder vermeintlichen Gefahren, aber auch bei Kälte oder Unsicherheit ziehen wir Menschen oft die Schultern hoch. Es ist eine Selbstschutzgeste, eine Geste des Sich-Wappnens. Vielleicht basiert sie auf dem unbewussten Drang, sich zum Schutz in ein imaginäres Schneckenhaus zu verkriechen und sich zu verstecken oder wenigstens den Hals zu schützen. Das ist zwar verständlich, aber der einzige und leidige Effekt ist oft eine massive und chronische Anspannung im Nacken und im Schultergürtel. Anatomisch beteiligt sind hier vor allem zwei Muskeln: der *Musculus trapezius,* der mit seinem vorderen, mittleren und hinteren Teil großflächig die gesamte Region zwischen Schädel, Schultern und Wirbelsäule bedeckt, sowie der bereits oben genannte *Musculus sternocleidomastoideus,* der Kopfwender.
Ausgangsstellung: Sitz oder Stand
Ausführung

1. Legen Sie Ihre linke Hand locker auf den rechten Nackenmuskel. Alle fünf Finger liegen hinten und spüren sich behutsam in die Muskulatur ein, der Handballen liegt vorn. Unter ihm können Sie einen Knochen spüren, das Schlüsselbein. Der Kopf bleibt zunächst in Mittelstellung.
2. Atmen Sie ruhig und tief ein. Besonders beim Einatmen soll der Nacken völlig entspannt sein und damit die Schulter unten bleiben. Mit dem Ausatmen greifen Sie nun flächig etwas fester in den Nackenmuskel und drehen den Kopf während der gesamten Länge des Ausatmung nach links. Je nach Dauer des Ausatmens kann das eine sehr langsame Kopfdrehung werden. Am Ende des Ausatmens legen Sie eine kurze Atempause ein. In dieser lassen Sie den Griff am Nacken etwas locker. Dann drehen Sie den Kopf zurück in die Mittelposition und atmen ein.
3. Wiederholen Sie den Ablauf: Nackenmuskel greifen, beim Ausatmen Kopf nach links drehen. Kopf in die Mittelposition drehen und einatmen. Finden Sie einen angenehmen und leichten Rhythmus, bei dem genug Zeit bleibt, mit der Muskulatur und dem Atem in Verbindung zu bleiben.
4. Wiederholen Sie den Ablauf 8- bis 10-mal und verharren Sie dann einen Moment in Ruhestellung mit locker auf die Oberschenkel gelegten Händen, wenn Sie sitzen. Falls Sie stehen, lassen Sie die Arme locker hängen. Spüren Sie in den Unterschied zwischen Ihrer rechten und linken Nackenpartie.

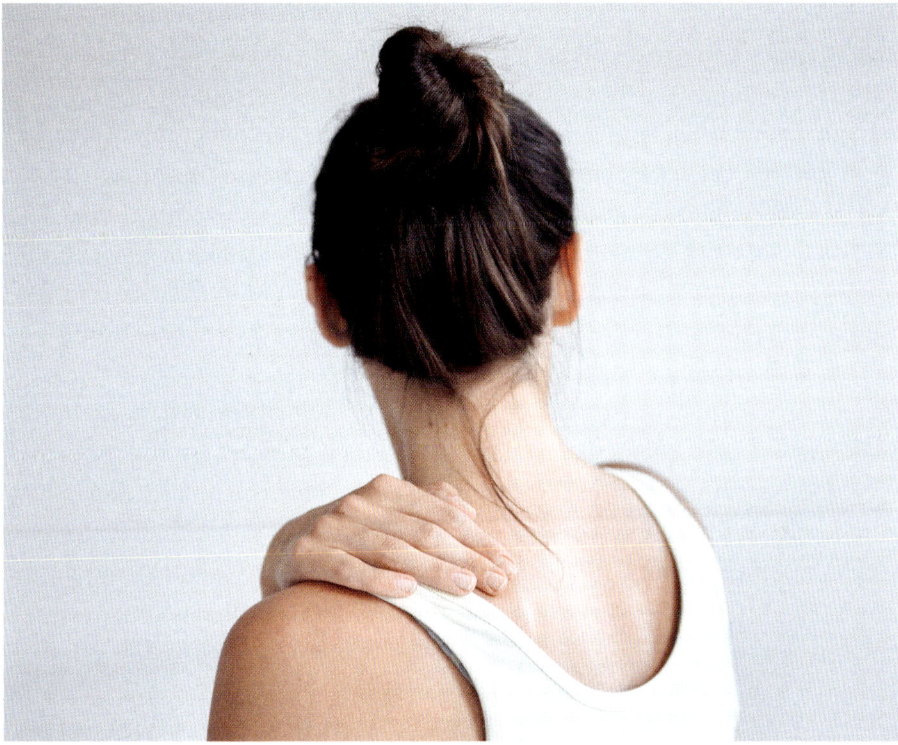

5. Wiederholen Sie das Ganze spiegelverkehrt. Greifen Sie also mit der rechten Hand den linken Nacken. Einatmen, Nackenmuskel greifen, Ausatmen, Kopf nach rechts drehen. Fahren Sie ganz in Ruhe fort. Wenn sich Ihre Hände im Laufe der Zeit an die Bewegung gewöhnt haben, können Sie einerseits natürlich mehr Wiederholungen machen. Andererseits erkunden Sie ruhig diesen Griff auf Ihrem Nacken und legen Sie bei jeder Wiederholung die Hand auf eine andere Stelle. Variieren Sie den Druck so, wie es Ihnen angenehm ist. Besonders an der oberen Schulterblattkante mögen viele Menschen etwas mehr Druck sehr gern.

Wiederholungen: 8- bis 10-mal je Seite oder so lange, wie es angenehm ist

Bitte beachten: Um nicht noch zusätzliche Verspannungen oder Schmerzen im Schultergürtel zu produzieren, drehen Sie den Kopf nur so weit, wie es angenehm leicht geht. Im ersten Schritt ist, wie schon oft erwähnt, Regulation das Thema und nicht so sehr die Weite der Bewegung. Die Beweglichkeit der Halswirbelsäule wird sich bei regelmäßigem Üben automatisch im Laufe der Zeit verbessern. Es lohnt sich nicht, unsanft daran zu zerren.

Sie merken, diese Übung ist ein klein wenig komplexer. Jeder Atemphase ist eine Bewegung zugeordnet. Das hat gleich mehrere Vorteile. Mit der gezielten Konzentration bringen Sie Ihre Aufmerksamkeit ins Hier und Jetzt. Weiterhin unterstützt diese Art des Übens die Achtsamkeit gegenüber Ihrem Körper. Wenn Sie sich bei der Kopplung von Atem und Bewegung ganz auf Langsamkeit und Harmonie einlassen, ist es nahezu unmöglich, sich zu überfordern, und dann kann echte Regulation geschehen. Schon nach einigen Wiederholungen werden Sie den Ablauf verinnerlicht haben und können ganz in den Genuss der sanften Nackenmassage einsteigen. Wenn Sie sich dabei wohlfühlen, können Sie die Augen schließen. Wahrscheinlich tritt im Laufe der Übung das schon mehrmals erwähnte herzhafte Gähnen ein. Hervorragend! Immer raus damit. Dieses Gähnen hat mit Müdigkeit nichts zu tun, sondern ist Anzeichen dafür, dass Ihr Nervensystem einen Shift von hoher Anspannung zum normalen physiologischen Funktionieren vollzieht.
Doch es ist nicht allein das Regulieren aus einem Zustand höherer Anspannung, das diese Übung so wertvoll macht. Mit dem Drehen des Kopfs erarbeiten wir, genau wie in der Übung »Kopfschnurrer« (Seite 131 f.), die Orientierungsfähigkeit im Raum, denn genau dieses Orientieren, also das Drehen der Augen und des Kopfs und damit auch die Beweglichkeit von Hals und Kopf, kommt Menschen oft abhanden, wenn Sie sich im Zustand von Anspannung, Bedrohung oder gefühlter Bedrohung erleben.

Lockerung der Kiefergelenke: **Luftkaugummi**

Hintergrund: Ganz typisch für ein Zuviel an Anspannung oder gar kämpferischer Grundhaltung ist das Aufeinanderbeißen von Ober- und Unterkiefer. Der Aufbiss wird maßgeblich vom stärksten Muskel des Körpers, dem Kaumuskel *Musculus masseter* organisiert. Er wird immer dann aktiv, wenn wir uns gegen den imaginären Säbelzahntiger wehren wollen. Da wir heute nicht, wie ursprünglich von der Natur geplant, zubeißen und die Kraft ausarbeiten müssen, verbleibt die aktivierte Spannung ungenutzt im Körper, hier also in den Kiefermuskeln. Vielen Menschen ist gar nicht bewusst, wie lange und wie stark Sie Ihre Zähne aufeinanderbeißen – auch im Schlaf *(Bruxismus)*. Das schädigt einerseits Kiefer, Zahnfleisch und Zahnhalteapparat, andererseits entstehen mitunter schmerzhafte Verspannungen in den Regionen Kiefer, Kopf und Nacken. Die Übung ist also gut für all jene, die in den genannten Körpergegenden öfter Verspannungen spüren.

Ausgangsstellung: Liegen, Sitz, Stand oder Gehen

Ausführung

1. Spüren Sie nach, ob Sie die Zahnreihen aufeinanderpressen oder sich die Muskulatur rund um Ihre Kiefergelenke entspannt anfühlt. Wenn Sie sich nicht sicher sind, dann seien Sie nicht beunruhigt, denn Sie liegen damit ganz im Trend. Viele Menschen spüren tatsächlich nicht, wie es um die Region rund um ihre Kiefergelenke oder überhaupt um ihren Körper bestellt ist, schon gar nicht wissen sie, wie sich der Idealzustand anfühlen würde. Das bestätigt einmal mehr das Wirken unserer autonomen Anteile und die Tatsache, dass es in der Vergangenheit nicht unbedingt üblich war, die junge Generation in ein körperbewusstes Leben einzuüben. Ein Gegentrend dazu zeichnet sich aber ab.
2. Verstärken Sie nun ein wenig die Spannung. Beißen Sie die Zähne leicht aufeinander und atmen Sie dabei langsam ein. Lösen Sie diese Spannung mit dem Ausatmen und lassen Sie den Unterkiefer ganz entspannt nach unten sinken. Wiederholen Sie dies je nach Empfinden bis zu 5-mal.
3. Stellen Sie sich nun vor, Sie hätten den letzten Schrei aus dem Supermarkt mitgebracht: einen Luftkaugummi, Sorte »Relax«. Beginnen Sie, ganz genüsslich Ihren wertvollen Luftkaugummi zu kauen. Ober- und Unterkiefer bleiben während der ganzen Zeit des imaginären Kauens auf Abstand! Für die Wirkung der Übung ist es unerheblich, ob Sie die Lippen

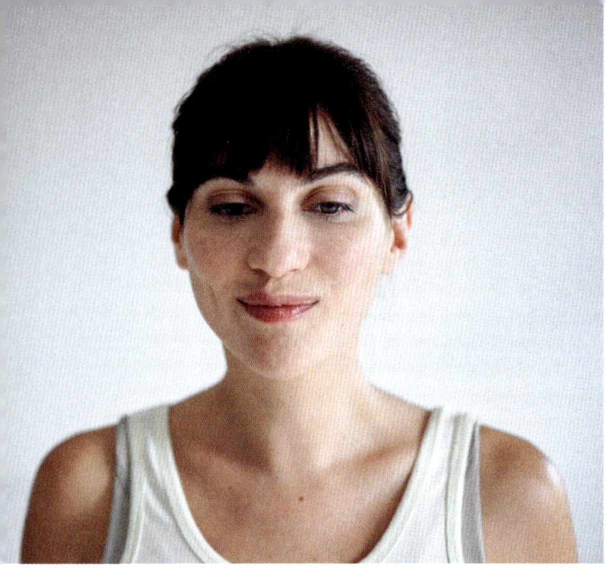

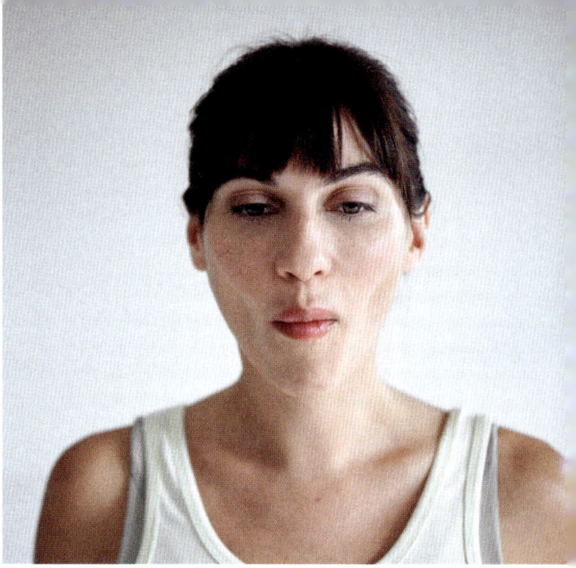

geöffnet oder geschlossen halten. Es geht lediglich um eine sehr sanfte dreidimensionale Kaubewegung, die nicht unbedingt von außen sichtbar sein muss. Lassen Sie die Bewegung mal sehr klein, mal etwas größer werden. Lassen Sie das Kauen zunächst intuitiv geschehen. Beobachten Sie, ob Ihr Unterkiefer immer wieder die gleichen Bewegungsbahnen beschreibt, und versuchen Sie, alle möglichen Bewegungsrichtungen zu erkunden, indem Sie den Unterkiefer zu beiden Seiten, nach oben und unten und sogar ein wenig nach hinten und vorn bewegen. Auch diese Übung löst oft ein Gähnen aus, das uns willkommen ist.

Wiederholungen: 1- bis 3-mal für je 30 bis 60 Sekunden

Allein die körperliche Übung ist schon wunderbar. Wenn Sie sie schon länger praktizieren und einen Schritt weitergehen möchten, untermauern Sie das Physische mental. Lassen Sie während Ihrer sanften Luftkaubewegungen Ihre Gedanken zu all jenen Dingen hinwandern, die in der letzten Zeit etwas schwerer verdaulich waren, also höchstwahrscheinlich zu genau den Dingen, die Ihre Kaumuskeln in Anspannung verharren lassen. Das können Gedanken an Menschen sein, über die Sie sich geärgert haben, Nachrichten, die Sie sehr belastet haben – alles Mögliche. Sie selbst wissen am allerbesten, was Sie genau jetzt mit diesem Durchkauen loslassen möchten. Lassen Sie die Erinnerung wirklich nur ein klein wenig aufsteigen – und recyceln Sie all das, was aufsteigt, durch sehr sanftes Zerkauen und lockeres Ausatmen. Vergessen Sie nicht das obligatorische Ausspucken danach, denn einen alten Kaugummi würden Sie wohl auch kaum verschlucken. Weg mit allem, was Ihrer körperlichen und psychischen Gesundheit im Weg steht!

Ausstreichen des Massetermuskels: **Masseter-Schmeichler**

Hintergrund: Der Massetermuskel verbindet den Unterkiefer nahezu senkrecht nach oben verlaufend mit dem Jochbein, dessen Bogen Sie unterhalb der Augen tasten können. Ähnlich wie bei der vorigen Übung hilft Ihnen das Ausstreichen der Kaumuskeln, auf diese oft angespannte Zone wohltuend einzuwirken. »Sich durchbeißen« oder »die Zähne zusammenbeißen« sind Sprachbilder, die sich deutlich auf den Sympathikus beziehen, also auf das Kampfmuster. Wann immer ein Gefühl von Unsicherheit oder Anspannung im Körper auftritt, aktivieren manche diesen Muskel – eine Erklärung für die verbreiteten Kiefergelenksprobleme und Zahnschmerzen, für die der Zahnarzt – außer bei deutlicher Abnutzung der Kauflächen – keine Ursache findet. Auch Ohrgeräusche *(Tinnitus)* kann man hier einordnen. In der Sicht der polyvagalen Theorie sind dies Folgen einer dauerhaften nervlichen Überlastung.

Ausgangsstellung: Rückenlage, Sitz oder Stand

Ausführung

Legen Sie die Hände mit leicht aufgefächerten Fingern so auf Ihre Wangen, dass die Fingerspitzen zu den Augen weisen. Spüren Sie, während Sie die Zähne zusammendrücken, das Anspannen des recht prominenten Massetermuskels. Lösen Sie die Spannung und streichen Sie im Verlauf des Muskels sanft mit den Fingerkuppen mehrmals von oben nach unten über die Wange. Alternativ können Sie mit den Fingerkuppen leicht auf eine Stelle des Muskels drücken und den Unterkiefer auf und ab und hin- und herbewegen. Atmen Sie entspannt, nehmen Sie Anzeichen der Regulation wahr.

Bitte beachten: Manchmal gibt es sehr starke Schmerzen im Massetermuskel. Bleiben Sie auf alle Fälle im Rahmen Ihres Wohlgefühls.

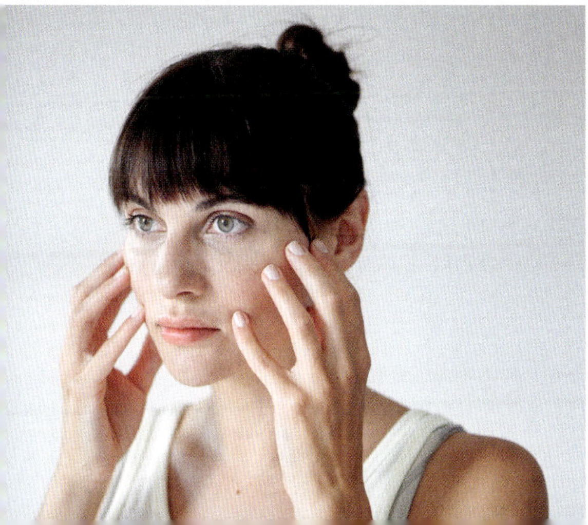

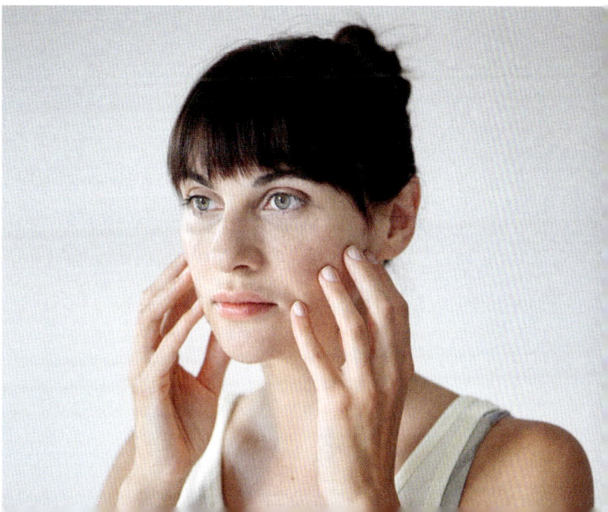

Summen auf »Mmm« und »Aum«:
Kleine Klangmassage

Hintergrund: Wie ich im 1. Teil bei der Anatomie des Vagus beschrieben habe (Seite 26), hat dieser wegen seiner Verbindung zum Kehlkopf einen großen Anteil an der Stimmbildung. Durch Tönen, Lautieren, Summen und Singen ist es möglich, den Vagus anzusprechen und damit die Regulation anzuregen. Erinnern Sie sich daran, wie Eltern instinktiv summen, wenn Sie ein Kind beruhigend wiegen. Durch das Summen und Singen der Töne »Mmm« und »Aum« verlängern Sie bei dieser Übung Ihre Ausatmung, die zu einer Atemregulation führt. Das sanft vertiefte Ausatmen signalisiert dem Gehirn: Alles okay, Gefahr gebannt, du bist in Sicherheit und kannst dich entspannen.
In einer 2015 veröffentlichten kleinen Studie untersuchten indische Wissenschaftler der S-VYASA-Universität im indischen Bengaluru, wie sich das Tönen bei generalisierten Angststörungen auswirkt. In ihrer Arbeit verglichen sie die unmittelbare Wirkung des Tönens in Rückenlage im Vergleich zur stillen Rückenlage, welche die Kontrollgruppe einnahm. Die Teilnehmer übten an nur zwei aufeinanderfolgenden Tagen jeweils 30 Minuten lang. Schon nach dieser kurzen Zeit konnte ein Zurückgehen der Angstsymptome nachgewiesen werden. Es braucht also zumeist gar nicht viel Zeit oder Übungspraxis, sondern eher die Lust, es einfach mal auszuprobieren. Das Praktische am Summen und Singen ist, dass Sie es nahezu immer und überall ausüben können. Nach einiger Zeit des Übens werden Sie die sanfte Vibration möglicherweise im gesamten Körper spüren. Das hilft zusätzlich, Spannungen in der Muskulatur und im Fasziensystem (siehe Seite 133) zu lösen.
Ausgangsstellung: Ideal ist eine aufrechte Körperhaltung wie Sitzen oder Stehen. Falls das nicht geht, können Sie gut im Liegen singen und summen.
Ausführung

Versuchen Sie mit dieser Summübung, Ihre Stimme als angenehme Vibration im Körper erfahrbar zu machen. Konzentrieren Sie sich also beim Üben mehr darauf, was Sie fühlen, als darauf, was Sie hören oder andere hören könnten. Atmen Sie locker tief ein und summen Sie zunächst nur ein langes lockeres »Mmmmhhhhhhh«. Für intensiveres Spüren legen Sie eine Hand auf den Brustkorb und nehmen das Summen mit der Hand wahr. Spüren Sie das Summen am Kopf und erforschen Sie neugierig, wie es sich ausbreitet. Bleiben Sie spielerisch und kreativ.

Bitte beachten: Besonders wenn die innere Anspannung sehr hoch ist und Sie bisher noch nicht mit Summen und Tönen gearbeitet haben, fangen Sie sehr dosiert mit dieser Übung an. Bei dieser Art von Übung wird die im Körper gebundene Energie sehr schnell frei. Das ist zwar wie bei vielen Entspannungsverfahren der gewünschte Effekt, kann aber zum raschen Aufsteigen von Emotionen und damit natürlich auch zu Überforderung kommen. Bleiben Sie jederzeit achtsam in Ihrer Übungspraxis.

Bei der Klangmassage sollten Sie unbedingt das Prinzip »Weniger ist mehr« beherzigen. Nehmen Sie sich nach dem ersten »Mmmhhh« ein wenig Zeit und spüren Sie nach. Wenn es Ihnen guttut, wiederholen Sie das Tönen und legen nach jedem Mal eine kleine Pause ein. Lassen Sie die Töne instinktiv kommen, lassen Sie sie auf- und absteigen sowie lauter und leiser werden und finden Sie dabei den Ton, der Ihnen am angenehmsten ist. Spüren Sie immer wieder nach, und wenn Sie gähnen möchten, nehmen Sie sich Zeit zum Gähnen. Registrieren Sie die feinen Anzeichen der Regulation.
Wenn Sie das »Mmmhhh« ein wenig erkundet haben, probieren Sie auch die Silbe »Aum«, eine Form der heiligen Silbe »Om«. Im Yoga gilt sie seit jeher als Ursilbe des Universums. Lassen Sie die Silbe durch Ihr Körperuniversum strömen und spüren Sie das »A« besonders im Bauch, das »U« besonders im Brustkorb und das »M« rund um Hals und Kopf.

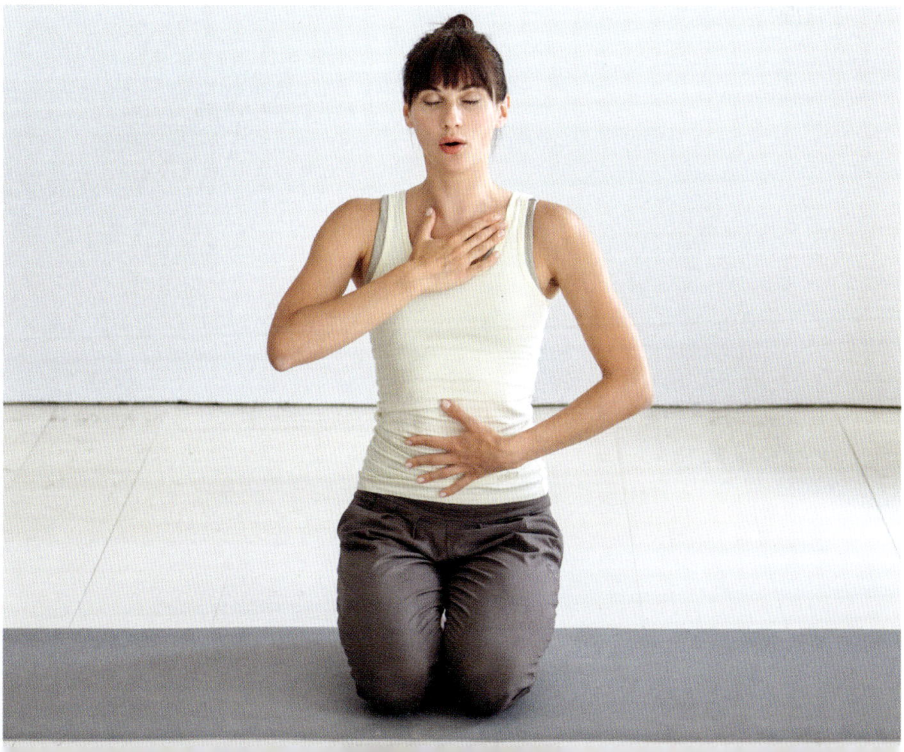

Nasenatmung einseitig: **Nasenputzer**

Hintergrund: Die Lunge saugt die Luft durch Rachen, Luftröhre und Bronchien an, wenn der Atem durch unsere Nasenlöcher einströmt. Infektionen und damit Verschleimungen oder strukturelle Veränderungen an den Nasenschleimhäuten können die Funktionsfähigkeit der Nasengänge stören. Eine chronisch gestörte Belüftung der Nase kann Folgeerscheinungen wie latente Müdigkeit oder erhöhte Stressanfälligkeit nach sich ziehen. Durch bewusst einseitiges Atmen verbessern Sie mit dieser Übung die Durchlässigkeit der Nasengänge und trainieren Ihr Zwerchfell für ökonomisches Atmen.
Ausgangsstellung: Liegen, Sitzen oder Stehen
Ausführung

1. Falls sich Ihre Nase verstopft anfühlt, putzen Sie sich die Nase.
2. Finden Sie eine gute Ausgangsstellung. Ein aufrechter Sitz oder Stand erlaubt Ihrem Brustkorb die weiteste Ausdehnung. Wenn möglich, schließen Sie für einen Moment oder die gesamte Dauer der Übung die Augen, und idealerweise versuchen Sie bei dieser Übung, die Lippen geschlossen zu halten. Spüren Sie Ihrer Nasenatmung nach. Spüren Sie, wie und in welcher Qualität der Atem kommt und geht, und entspannen Sie sich dabei. Lassen Sie eine gewisse Lockerheit in die Schultern und Ihren ganzen Schultergürtel kommen und entspannen Sie die Kiefergelenke.
3. Verschließen Sie mit dem linken Zeige- oder Mittelfinger das linke Nasenloch und atmen Sie ausschließlich durch das rechte Nasenloch sanft ein und aus. Probieren Sie zunächst, ob das grundsätzlich möglich ist.

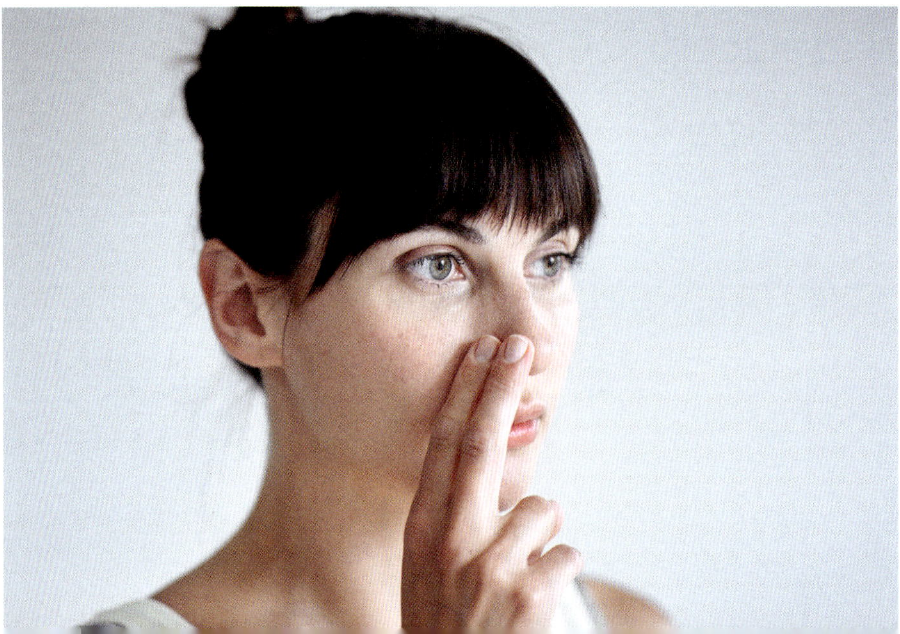

4. Sobald der Atem ein wenig in Fluss gekommen ist, verlängern Sie das Ein- und auch das Ausatmen. Orientieren Sie sich immer an Ihrem Wohlgefühl, dann können Sie sich gut auf die Atembewegung konzentrieren und werden nicht so leicht durch Ihre Umgebung abgelenkt.

Dauer: je Nasenloch bis zu 3 Minuten

Verlängerung der Atemphasen: **Schwebende Hände**

Hintergrund: Unser Atemzentrum befindet sich im entwicklungsgeschichtlich ältesten Teil des Gehirns, dem Hirnstamm. Es bekommt Meldungen aus der Peripherie, ob der Körper in Gefahr ist oder aber in Sicherheit, die wir ihm mit diesen Übungen vermitteln wollen. So schnell, wie sich unser Nervensystem schon bei einer potenziellen Bedrohung in Aufruhr versetzen lässt, genauso schnell lässt es sich durch langsames, achtsames Atmen beruhigen. Fließt der Atem ruhig, weiß das Gehirn automatisch, dass wir in Sicherheit sind. Zusätzlich fällt es uns allgemein leichter, uns auf das Hier und Jetzt zu konzentrieren, wenn wir den Atem an eine Bewegung koppeln.

Ausgangsstellung: Liegen, Sitzen, Stand oder Gehen

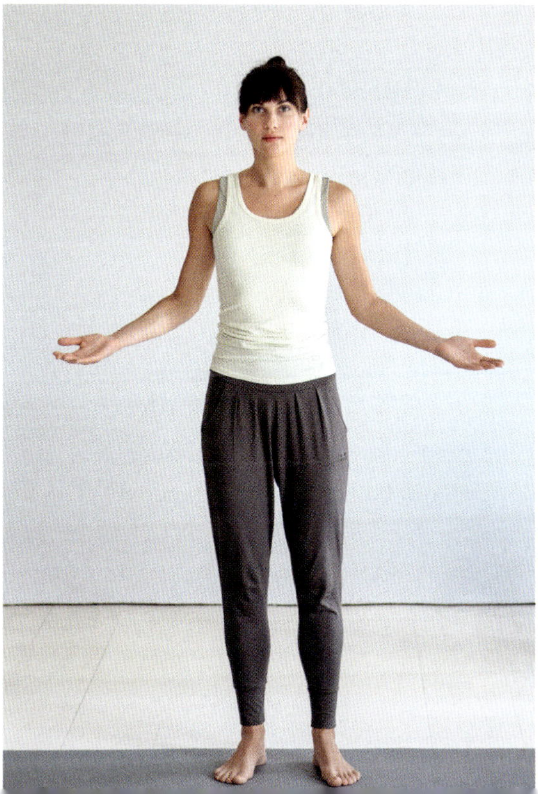

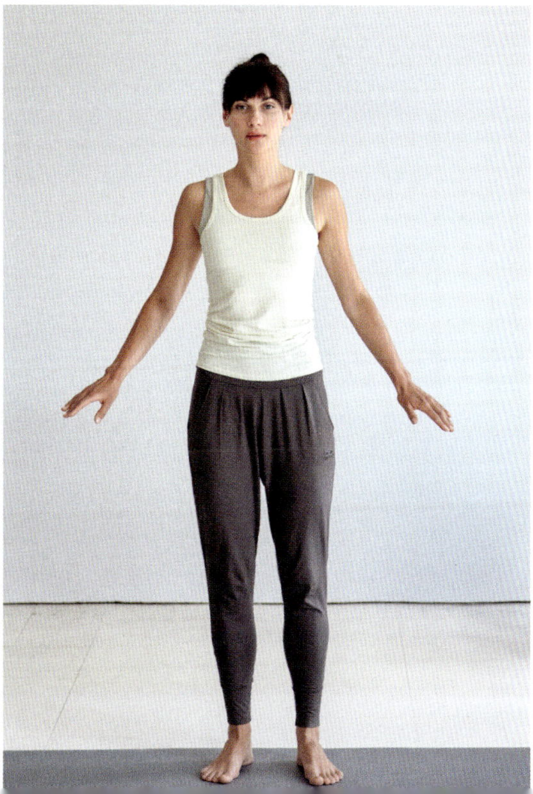

Ausführung

Nehmen Sie sich einen Moment Zeit, um in Ihre Ausgangssituation hineinzuspüren. Wenn Sie mögen, schließen Sie die Augen. Atmen Sie ruhig ein, dann atmen Sie ruhig aus. Um die Atemphasen deutlicher zu spüren, denken Sie bei jedem Einatmen explizit »Jetzt atme ich ein«, und bei jedem Ausatmen »Jetzt atme ich aus«. Heben Sie mit jedem Einatmen die Hände sanft mit nach oben gedrehten Handflächen etwas hoch. Sobald das Ausatmen beginnt, drehen Sie die Handflächen nach unten und lassen die Hände sinken. Fahren Sie fort: einatmen – Hände heben sich, ausatmen – Hände senken sich. Je länger Sie üben, desto länger werden wahrscheinlich Ihre Atemzüge. Daraus ergibt sich eine angenehm sanfte und sehr langsame Handbewegung. Im Vordergrund steht aber Ihr Atem. Manchen hilft es, innerlich langsam mitzuzählen. Nur wenn es Ihnen hilft, zählen Sie im Rhythmus der Sekunden mit. Sollte das Zählen Ihren Ehrgeiz zu sehr befeuern, zählen Sie besser nicht. Bremsen Sie ebenfalls Ihren Ehrgeiz, wenn die Hände die Führung übernehmen wollen. In dieser Übung geht es einzig und allein um das Verlängern sowohl des Ein- als auch des Ausatmens und um das langsame Üben. Auf die Wiederholungszahl und auch auf die Art der Bewegung kommt es nicht an.

Wiederholungen: Ich empfehle etwa 10-mal auf und ab, gern fortsetzen, solange die Bewegung angenehm ist.

Entspannt und beschützt: **Haltung des Kindes**

Hintergrund: Die Haltung des Kindes ist eine beliebte und schnell wirksame Entspannungshaltung aus dem Yoga. Schon die Position mit entspannt gebeugtem Rücken beruhigt den Atem, der in die Rückseite des Körpers gelenkt werden kann. Gerade in der Rückenmuskulatur steckt bei Menschen vom Typ »Hansdampf« viel Spannung, die sich durch diese Haltung wunderbar ausgleichen lässt. Die Übung mobilisiert sanft die große Rückenfaszie. Die ganze Wirbelsäule und alle mit ihr verbundenen Muskeln, Nerven und Organe profitieren davon. Doch nicht allein die strukturelle Seite macht diese Übung so nützlich. Die Kind-Haltung erinnert unseren Körper emotional an die sanfte Zurückgezogenheit und das Beschütztsein. Dieser Rückzug beruhigt alle Sinne und hilft bei der Verarbeitung überbordender Reizzustände.

Ausgangsstellung: Fersensitz oder Vierfüßlerstand

Ausführung: Der Start aus dem Vierfüßlerstand ist für die meisten Menschen verträglicher. Beginnen Sie also in dieser Haltung und bringen Sie langsam das Gesäß nach hinten auf die Fersen. Die Übung sollte in jedem Moment schmerzfrei sein, wenn nötig, setzen Sie die Knie etwas nach außen. Wenn möglich, setzen Sie nun das Gewicht auf den Fersen ab und legen den Oberkörper ganz langsam nach vorn ab. Entweder legen Sie die Hände unter die Stirn oder Sie strecken die Arme locker nach vorn oder – dritte Variante – Sie legen die Hände links und rechts entspannt neben dem Körper ab, wobei Sie den Schultern die Möglichkeit geben, sich entspannt sinken zu lassen. Bleiben Sie ein paar Augenblicke in dieser Position und versuchen Sie, sich jeder Ausatmung voll und ganz hinzugeben. Je öfter Sie diese Haltung praktizieren, desto leichter wird sie Ihnen fallen.

Dauer: Beginnen Sie mit 20 bis 30 Sekunden und steigern Sie im Laufe der Zeit auf bis zu 5 Minuten.

Bitte beachten: Üben Sie wirklich behutsam. Beginnen Sie ohne jeglichen Ehrgeiz, um Fuß-, Knie- und Sprunggelenke langsam an den Druck zu gewöhnen. Sie können sich eine weiche Decke unter die Sprunggelenke legen oder auch ein dickes Kissen zwischen die Unterschenkel, um sich zunächst darauf abzusetzen. Kontraindikationen sind Entzündungen oder Unwohlsein im Bauch sowie schmerzende oder entzündete Fuß-, Knie- oder Hüftgelenke.

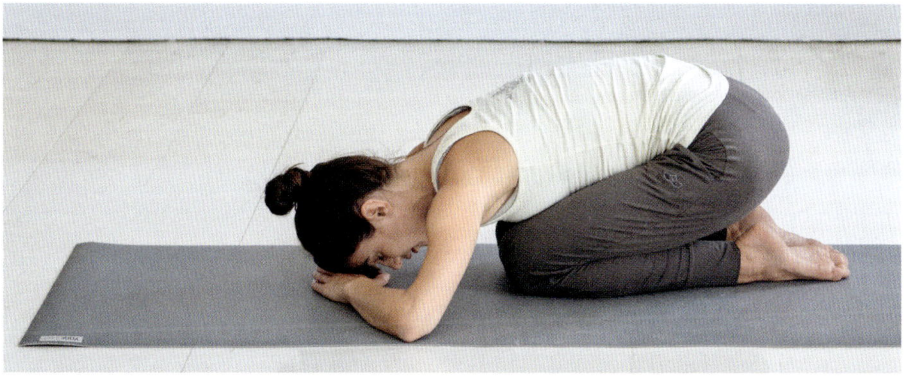

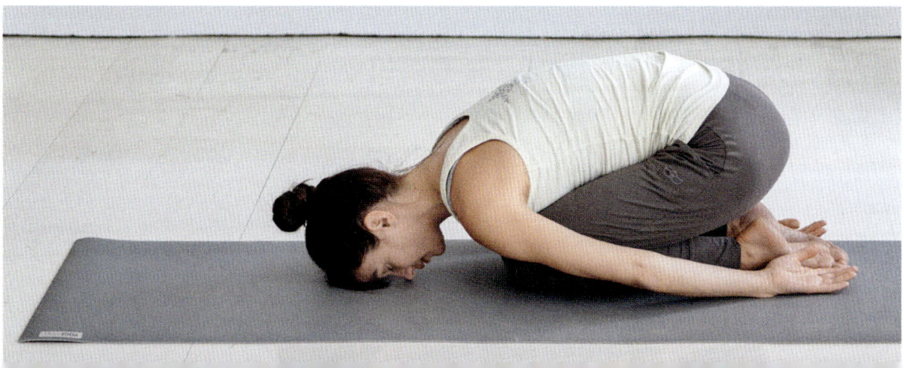

Rotation der Wirbelsäule in Rückenlage: **Spirale**

Hintergrund: Diese Übung zielt auf die sanft-dynamische Mobilisation und damit Regulation der Spannung des ganzen Fasziensystems (siehe Seite 133). Alle mechanischen Reize, verursacht etwa durch Sturz, Stoß oder Schlag, muss das Fasziensystem ausbalancieren. Die Regulation der Spannung des Fasziensystems erhält die Fähigkeit Ihres Körpers, sich autonom zu regulieren. Das ist einer der Gründe, warum Yoga als so positiv und wohltuend empfunden wird. Die sanfte Drehung wirkt nicht nur auf die äußeren Faszien, sondern auch auf die Spannung und Beweglichkeit und damit die Funktion der Bauchorgane. Sobald sich die Spannung reduziert, können sich die an der Atmung beteiligten Strukturen Zwerchfell und Rippen ausweiten. Dies ermöglicht längeres Ein- und auch längeres Ausatmen. Besonders längeres Ausatmen vermittelt dem Körper Ruhe und Sicherheit und bringt das Nervensystem in den Modus des ventralen Vagus. Streben Sie also eine lange, ruhige Ausatmung an.
Ausgangsstellung: Rückenlage auf Gymnastikmatte, Teppich oder Bett
Ausführung

1. Legen Sie sich gerade auf den Rücken und breiten Sie die Arme locker aus. Schultern und Arme liegen völlig entspannt, die Handflächen weisen nach oben. Stellen Sie die Beine auf der Unterlage auf, die Füße dicht aneinander. Suchen Sie eine für Sie bequeme und schmerzfreie Position im Rahmen der Beschreibung. Führen Sie ganz langsam beide Knie nach links und dann langsam nach rechts – jeweils so weit, wie es Ihnen angenehm ist. Bewegen Sie sie einige Male sehr langsam und bewusst hin und her. Spüren Sie der Bewegung nach und bemerken Sie, wie dabei die Spannung sinkt.
2. Wenn Sie die Intensität ein wenig steigern möchten, kombinieren Sie die Atmung mit der Bewegung. Konzentrieren Sie sich auf den Moment, in dem beide Beine am weitesten links sind und atmen Sie sanft und entspannt in die geöffnete rechte Rumpfseite. Spüren Sie, wie der Rippenbogen beim Einatmen weit wird und sich der Bauch seitlich ein wenig wölbt. Bewegen Sie während der gesamten Ausatmung die Beine nach rechts. Dort angekommen, atmen Sie in die weite linke Seite ein, um über die gesamte Länge des Ausatmens die Seite zu wechseln. Wiederholen Sie dies ruhig viele Male und folgen Sie in der Dauer der Anwendung ihrem Instinkt. Wenn Sie die Intensität noch ein wenig steigern möchten, lassen Sie den Kopf jeweils sanft zur Gegenseite rollen – wohlgemerkt nur sanft

rollen und nicht ruckartig bewegen. Verinnerlichen Sie, dass es um die Regulation und nicht um das Abarbeiten der Übung geht. Womöglich setzt im Laufe dieser Übung ein Gähnen ein. Lassen Sie dieses Zeichen der Regulation wohlig zu. Tränende Augen, laufende Nase, wohliges Bauchgluckern und ein inneres Zufriedenheitsgefühl signalisieren, dass Sie auf dem richtigen Weg sind. Kosten Sie diesen Weg aus und machen Sie dann eine kurze Pause. Bleiben Sie nach der Übung einfach eine Weile entspannt liegen.

Bitte beachten: Bei akutem Bandscheibenvorfall oder einer von Osteoporose geplagten Wirbelsäule sowie in der Schwangerschaft sollten die Drehungen keinesfalls forciert werden. Unser Alltag verlangt oft ein Verdrehen des Rückens, und diese Bewegung ist an sich ganz natürlich. In der Regel ist dafür immer eine muskuläre Stabilisierung erforderlich. Das Üben in entspannter Lage kann leider eine vorhandene Instabilität fördern. Falls Sie davon betroffen sind, sprechen Sie mit ihrem Behandler darüber.

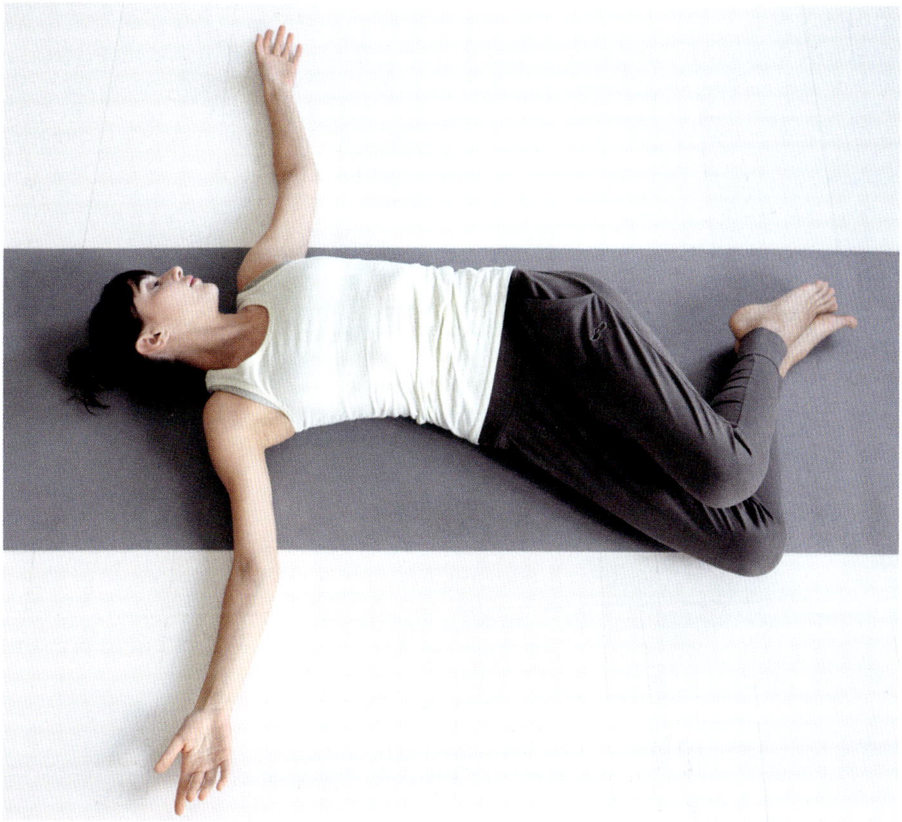

Extremitäten sanft drehen: **Rollkur**

Hintergrund: Diese Übung dient der allgemeinen Entspannung und besseren Durchblutung des ganzen Körpers. Das komplexe Bearbeiten des Bindegewebes sowie die Hinzunahme der Atmung geben Ihnen einen schönen Impuls zum Entspannen. Die Übung eignet sich ganz besonders zum Lösen von unfallbedingten kleineren und kleinsten Verspannungen und Blockaden in den Extremitäten. Oft sind uns diese kleinen Irritationen noch gar nicht aufgefallen, dennoch muss jede noch so kleine Bewegungseinschränkung zumeist auf Kosten anderer Strukturen vom Körper kompensiert werden. Mithilfe sehr achtsamer, sanfter Drehbewegungen wird das Bindegewebe der Extremitäten und des Kopfes massiert und gelockert. Die symmetrische Bewegung macht Sie auf Unterschiede zwischen Ihrer rechten und linken Seite aufmerksam. Die Übung ist ein wenig komplex und erfordert sicherlich etwas Eingewöhnung.

Ausgangsstellung: Rückenlage auf fester Unterlage (zum Beispiel Yogamatte)

Ausführung

1. Legen Sie sich gerade auf den Rücken und prüfen Sie, ob das schmerzfrei möglich ist. Der Kopf liegt entspannt in Mittellage, der Atem fließt ruhig und unbeeinflusst. Die Arme liegen in einem Winkel von etwa 45 Grad zur Seite gestreckt. Die Handflächen zeigen nach oben. Die Beine grätschen Sie so weit, dass sich beim Einwärtsdrehen der Füße die großen Zehen gerade eben berühren.
2. Lassen Sie die Beine locker nach außen fallen und entspannen Sie sich einen Moment lang. Verbinden Sie sich mit Ihrem Atem. Spüren Sie, wie Sie einatmen, wie der Atem sanft Ihren Bauch aufwölbt und den Brustkorb weitet. Spüren Sie genauso, wie die Luft ausströmt und dabei die Bauchdecke entspannt absinkt. Bleiben Sie einige Atemzüge bei dieser Beobachtung. Bei einer der nächsten Einatmungen drehen Sie Ihre Arme maximal auswärts und lassen sie dabei durchgehend auf dem Boden liegen. Beim Ausatmen drehen Sie die Arme so weit wie möglich einwärts, auch jetzt bleiben sie die ganze Zeit locker und lang ausgestreckt auf dem Boden. Einatmen – Arme auswärts drehen. Ausatmen – Arme einwärts drehen. Fahren Sie in Ihrem Atemrhythmus genüsslich fort. Spüren Sie sich in diese rollende, sanft knetende Bewegung ein. Spüren Sie den Unterschied zwischen links und rechts und versuchen Sie im weiteren Verlauf, das Spannungsungleichgewicht durch die Bewegung auszugleichen.

3. Bewegen Sie die Beine analog zu den Armen. Beim Einatmen rollen Sie Ihre lang ausgestreckten Beine maximal nach außen. Sobald das Ausatmen beginnt, rollen Sie sie maximal nach innen. Die Fuß- und Beinhaltung sieht dann ähnlich aus wie bei einem Rennrodler. Die großen Zehen sollten sich wirklich nur minimal berühren, damit die Bewegung die maximale Hüftdrehung bewirkt. Einatmen – Arme und Beine maximal nach außen drehen. Ausatmen – Arme und Beine maximal nach innen drehen. Fahren Sie eine ganze Weile wohlig rollend in Ihrem angenehmen Atemrhythmus fort.
4. Sobald Arme und Beine einen flüssigen Rhythmus erreicht haben, kommt eine Drehbewegung des Kopfs hinzu. Also: Einatmen – Arme und Beine drehen sich nach außen, der Kopf nach rechts. Ausatmen – Arme und Beine drehen sich nach innen, der Kopf nach links. Lassen Sie den Kopf sanft auf dem Boden rollen, Abheben würde unnötige Spannung im Nacken erzeugen. Bleiben Sie während der ganzen Übung reflektiert im ganzen Körper. Bemerken Sie jede kleine Veränderung. Jeder Millimeter wird Sie ein Stück weiter zu Ihrem Wohlbefinden und damit zur Gesundheit bringen.

Dauer: Diese Übung lebt von der Wiederholung. Rollen Sie 20- bis 30-mal oder länger. Bei normalem Atemtempo und damit etwa 12 bis 15 Atemzügen pro Minute sind Sie so mehrere Minuten in Aktion. Genießen Sie diese Zeit und lösen Sie sich von dem Gedanken, eine Übung nach Plan abarbeiten zu müssen. Vielmehr geht es darum zu spüren, wie sich Ihr Körper reguliert.

Bitte beachten: Treten bei dieser Übung Schmerzen auf, die beim Üben noch zunehmen, beenden Sie die Übung. Bei akutem Bandscheibenvorfall in der Halswirbelsäule und bei hochgradiger Osteoporose verzichten Sie auf die Kopfdrehung und lassen den Kopf locker in der Mitte liegen.

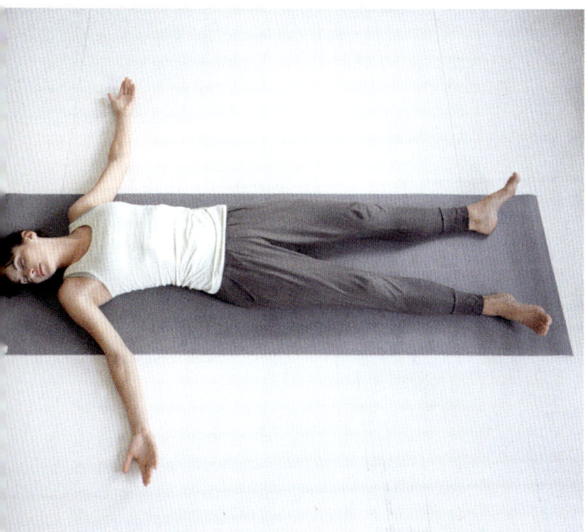

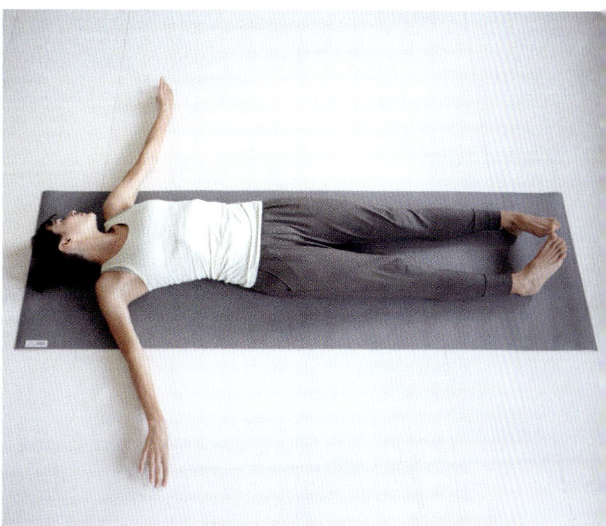

Das Pluszeichen meditieren: **Atem-Plus-Meditation**

Hintergrund: Die folgende Übung ist etwas komplex, kann separat ausgeführt werden, gelingt aber sicherlich am besten, wenn Sie schon einige der vorangegangenen Übungen praktiziert haben. Die Atem-Plus-Meditation kombiniert eine Mudra der verflochtenen Hände als Schutzgeste mit der Atmung und einer Augenbewegung. Dadurch aktivieren Sie Ihren ventralen Vagus. Um Ihre Motivation zu steigern, möchte ich Ihnen Folgendes berichten: In einer 2014 veröffentlichten Studie untersuchte man die Wirkung von atembasierter Meditation. Es sollte gezeigt werden, dass bestimmte Atemübungen posttraumatischen Stress reduzieren können. Eine amerikanische Forschergruppe um Emma Seppälä an der Stanford University School of Medicine in Kalifornien lud Probanden mit der Diagnose PTBS (siehe ab Seite 68) ein. Sämtliche Teilnehmer waren Kriegsveteranen des Afghanistan- oder Irakkriegs. Konventionelle Methoden wie Arzneigaben und Psychotherapie waren bei ihnen an ihre Grenzen gelangt, sie konnten sich kaum vom Erlebten erholen. Genau deshalb suchte man nach alternativen Möglichkeiten. An sieben aufeinanderfolgenden Tagen wurde jeweils drei Stunden geübt. Während die aktive Gruppe bestimmte Atem- und Dehnübungen praktizierte, verblieb die Kontrollgruppe auf der Warteliste. Vor und nach der Intervention füllten die Teilnehmer jeweils einen Fragebogen aus, was nach einem Monat sowie nach einem Jahr wiederholt wurde. Dabei stellte sich heraus, dass in der aktiven Gruppe die Übererregbarkeit des Nervensystems dank der Übungen deutlich nachgelassen hatte. Ebenso empfanden die Veteranen dieser Gruppe bedeutend weniger Angst, und die Linderung der posttraumatischen Symptome war noch ein Jahr nach der Studie nachweisbar. Die einzige logische Konsequenz ist also regelmäßiges Üben.

Ausgangsstellung: Sitzen, Liegen oder Stand, am besten Sitzen

Ausführung

1. Verflechten Sie Ihre Finger und legen Sie sie locker auf den Oberschenkeln oder Ihrem Bauch ab. Die Kuppen der Daumen berühren sich mit weichem Druck. Schließen Sie sanft die Augen. Nehmen Sie sich einen Moment Zeit und spüren Sie, wie sich Ihr Körper in die Sitzposition einfindet und sich ein wenig entspannt. Visualisieren Sie vor Ihrem inneren Auge ein großes Pluszeichen. Die Mitte dieses Zeichens befindet sich in einiger Entfernung vor Ihrer Nasenspitze. Schauen Sie imaginär auf diese Mitte.

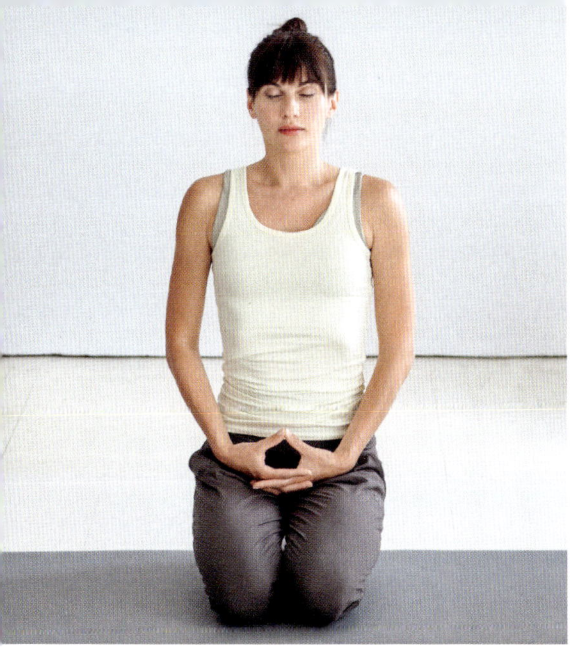

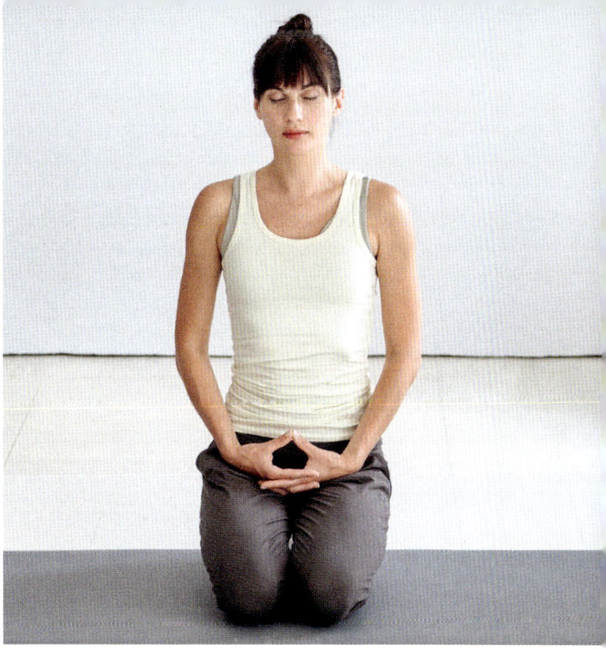

2. Atmen Sie ein und drücken Sie während des ganzen Einatmens beide Daumenkuppen etwas stärker aufeinander. Atmen Sie langsam und etwas länger aus, lösen Sie dabei den Druck der Daumen und schauen Sie locker mit geschlossenen Augen nach links. Sobald die Ausatmung beendet ist, kehren Sie mit den Augen zurück zur Mitte des Pluszeichens.
3. Sobald das Einatmen wieder beginnt, drücken Sie die Daumenkuppen wieder aufeinander. Atmen Sie aus, lösen Sie den Druck der Daumen und lassen Sie Ihren Blick sanft entlang des unteren Schenkels Ihres Pluszeichens nach unten gleiten. Dann kehren Sie mit den Augen zurück zur Mitte.
4. Atmen Sie ein und drücken Sie dabei die Daumen zusammen. Atmen Sie aus, lösen Sie den Druck der Daumen und bewegen Sie die Augen sanft nach rechts. Wenn das Ausatmen beendet ist, kehren Sie wie gehabt zur Mitte des Pluszeichens zurück.
5. Atmen Sie wieder ein und drücken Sie die Daumen aufeinander, atmen Sie aus, lösen Sie den Druck der Daumen und bewegen Sie die Augen am oberen Schenkel des Pluszeichens entlang sanft nach oben. Atmen Sie aus und kehren Sie zur Mitte zurück.

Wiederholungen: 3 vollständige Runden, das heißt, insgesamt 12-mal einatmen und 12-mal ausatmen

Bitte beachten: Falls Ihnen schwindlig oder übel wird, beginnen Sie nur mit dem Druck der Daumen und dem Atem. Je häufiger Sie die Übung ausführen, desto mehr werden Sie die Pausen nach dem Ein- und Ausatmen spüren. Dehnen Sie diese Pause im Rahmen Ihres Wohlbefindens aus.

ABSCHLIESSENDE BEMERKUNGEN FÜR ALLE ÜBUNGEN ZUR ENTSPANNUNG

Wir Menschen sind ehrgeizige Wesen. Manisches »schneller, höher, weiter« und die Ideologie des ewigen Wachstums sind in unserer Gesellschaft allen Gegentrends zum Trotz immer noch mächtige Leitbilder, die längst zu ernsten Problemen und Schieflagen geführt haben. Mit meinen Ausführungen möchte ich Sie zum Umdenken und Einbremsen animieren. Wir als Gesellschaft können es uns langfristig nicht leisten, Krankheiten zu verwalten und unreflektiert den teils zerstörerischen Reaktionen unseres Nervensystems freien Lauf zu lassen. Bremsen Sie also Ihren Ehrgeiz, streben Sie gesunde Regulationsfähigkeit an und versuchen Sie, während der Übungen mehr und mehr auf die Signale Ihres Körpers zu achten. Bemerken Sie also auch die Zustände, an denen Sie erkennen, dass der Körper in den Prozess der Regulation einzusteigen beginnt. Das kann im Fall der Entspannungsübungen das oft erwähnte Gähnen sein. Aber auch Tränenfluss, laufende Nase, spontanes Weinen, Seufzen, Lachen, Glücksgefühl, Gluckern im Bauch und vermehrter Speichelfluss gehören dazu.

3.3

Anregende und energetisierende Übungen gegen den Shutdown

Die Übungen in diesem Abschnitt dienen dazu, aktiv aus der Lähmung und Erstarrung eines Shutdowns herauszukommen und wieder handlungsfähig zu werden. Die allgemeinen Wirkungen aller hier genannten Übungen sind diese:

- Sie verbessern die Zirkulation von Blut und Lymphe und sorgen damit für eine bessere Funktion von Organen, Nerven und Muskeln.
- Sie vertiefen die Atmung und verbessern so die Sauerstoffzufuhr in den Körper. Gleichzeitig wird die CO_2-Ausatmung unterstützt.
- Sie aktivieren und lockern Muskeln und Gelenke, was zu einem angenehmeren Körpergefühl führt. Die körperliche Reaktion und das Nachspüren derselben verbessern die Wahrnehmung des eigenen Körpers.
- Alle Übungen stärken das Bewusstsein und damit das Vertrauen in den eigenen Körper, der sich auf diesem Weg Schritt für Schritt regenerieren und sein normales Funktionieren wiederherstellen kann.

Aneinanderschlagen der großen Zehen: **Zehenklopfer**

Hintergrund: Viele Rhythmen bestimmen unser aller Lebensgrundlagen und sind enorm wichtig für die Gesundheit. Damit befasst sich heute sogar ein eigener Forschungszweig: die Chronobiologie. Wir leben und bewegen uns im Rhythmus von Tag und Nacht, wir spüren unseren Puls, kennen unseren Atemrhythmus, Frauen unterliegen dem Menstruationszyklus, und wir alle wissen um die Peristaltik, die Bewegungen der Darmschlingen. Da liegt es nahe, mittels rhythmischer Bewegungen an die Lebenszyklen wieder anzuknüpfen und den Körper an diese zu erinnern. Rhythmische Bewegungen in Verbindung mit Klopfen aktivieren unseren Kreislauf, bringen uns in die Präsenz und machen uns wach. Speziell mit dem Aneinanderschlagen der großen Zehen sprechen wir die Region an, die nach der Lehre der Fußreflexzonentherapie den Kopf und damit das Gehirn repräsentiert. Jede unserer Aktivitäten ist in irgendeiner Form vom Gehirn beeinflusst. So sehe ich den Nutzen der Übung »Zehenklopfer« im behutsamen Wachrütteln und Aktivieren, aber auch im sanften Ausgleichen unserer Schaltzentrale Gehirn.

Ausgangsstellung: Rückenlage oder Sitz mit locker ausgestreckten Beinen

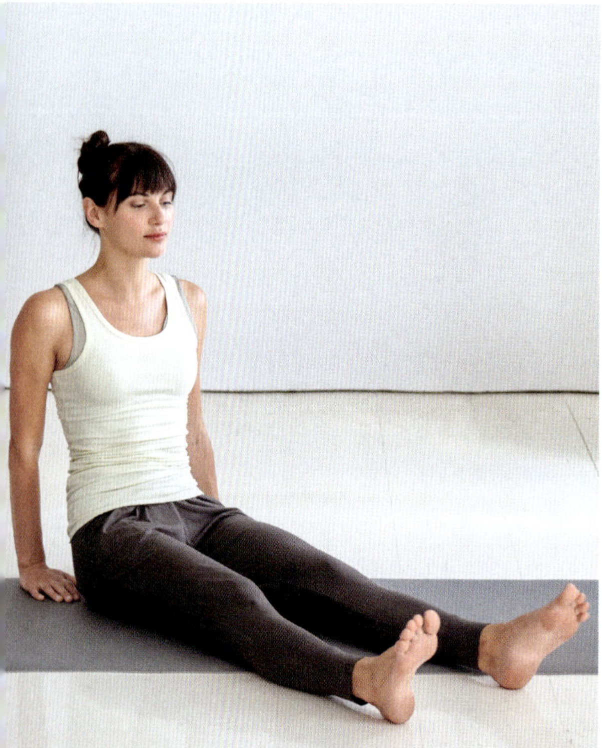

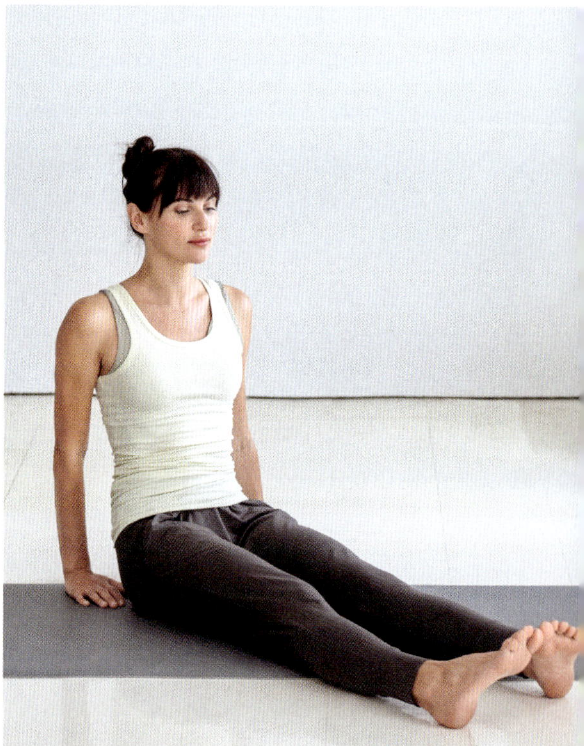

Ausführung

Beginnen Sie, die großen Zehen locker, aber rhythmisch aneinanderzuschlagen. Wenn Sie das Aneinanderklopfen unangenehm finden, reiben Sie die Zehen nur aneinander. Bleiben Sie währenddessen mit Ihrem Atem in Verbindung. Zeitlich gibt es keinerlei Vorgabe, machen Sie diese Übung in dem Tempo, das Ihnen guttut, und so lange, wie Sie möchten am Anfang vielleicht um die 20 bis 30 Sekunden. Wenn Sie zwischendurch kurz pausieren wollen, ist das in Ordnung. Nutzen Sie die Pausen, um den kleinen Veränderungen in Ihrem Körper nachzuspüren.

Wiederholungen: mindestens 1 Runde, bei Bedarf mehrmals täglich und so oft, wie es Ihnen angenehm ist

Bitte beachten: Sollten Sie aufgrund einer Krankheit Schmerzen in den Zehengelenken haben, klopfen Sie so vorsichtig, dass die Bewegung absolut wohlig für Sie ist. Alternativ ist Aneinanderreiben der Großzehen möglich. Falls Sie offene Wunden oder Entzündungen an den Füßen haben, klopfen Sie nicht, sondern geben Sie den Wunden Ruhe zum Heilen.

Der wichtigste Impuls dieser Übung ist folgender: einfach starten, einfach machen – wann und wo Sie wollen, so oft und so lange, wie Sie wollen. Wichtig ist bei dieser Übung vor allem, dass Sie sie überhaupt ausführen, und zwar besonders dann, wenn Ihr Nervensystem in niedriger Energie, also im dorsovagalen Modus steckt und Sie am liebsten nicht einmal aus dem Bett steigen würden. Stupsen Sie sich mit dieser sanften Übung sozusagen selbst an. Wie Sie es auch anstellen – es ist in jedem Fall richtig. Sie können die Position der Beine variieren. Spüren Sie während der Übung dieser kleinen und dosierten Kraft nach. Sie ist Ihre Kraft. Vielleicht können Sie im Laufe der Zeit sogar innerlich entdecken, wo diese Kraft entspringt. Wann immer Sie eine Pause vom Klopfen machen, spüren Sie dem leichten Vibrieren in Ihren Füßen, Beinen und im Rest des Körpers nach.

Das Becken sanft aktivieren: **Energieschaukel**

Hintergrund: Während man in der Yogalehre von der Lebensenergie *Kundalini* spricht, die im Becken entspringend spiralförmig an der Wirbelsäule aufsteigt, strebt man in der Osteopathie ein gut funktionierendes knöchernes und organisches Becken an. Dies ist neben der Gesundheit der Bauchorgane besonders für ein statisch ausgewogenes Zusammenspiel des Körpers wichtig. Wenn wir das Becken als Zentrum allen Lebens betrachten, in dem das Leben beginnt, liegt es nahe, die Dynamik dieser Region sanft zu aktivieren. Unser Körper bewegt sich unentwegt in Rhythmen. Einerseits gilt es, wie schon in der vorigen Übung, an diese zu erinnern, andererseits geht es um die Mobilisation und einen Ausgleich des Beckens als Basis für ein gut funktionierendes Ganzes. Auf dem Bau würde man sagen: Das Fundament muss gerade sein, damit das Haus bis zum Dach stabil steht. Hier geht es also um das harmonische Zusammenspiel aller Strukturen zwischen Becken und Kopf. Rhythmisches Schaukeln und Kreisen wirkt sanft aktivierend, außerdem beruhigt es. Beobachten Sie bei Gelegenheit Kleinkinder und Senioren oder auch aufgeregte Menschen, und Sie werden hie und da instinktive Schaukelbewegungen entdecken. Vielleicht erinnert sich unser Gehirn dabei an einen Rhythmus, den wir im Mutterleib erlebt haben, vielleicht auch ans Spielen in der Kindheit: Hin-und-her-Bewegen, Beschleunigen, Abbremsen und Bewegungsumkehr führen das Nervensystem in einen Ausgleich. Das alles geschieht durch die Stimulation des Gleichgewichtsorgans im Innenohr. Es ist erstaunlich, welch vielfältige Wirkung eine so einfache Bewegung haben kann. Lassen Sie uns jetzt einfach eine Runde schaukeln.

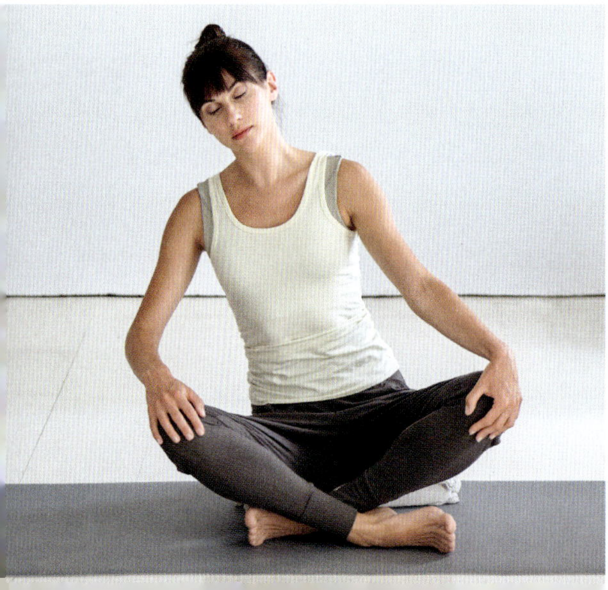

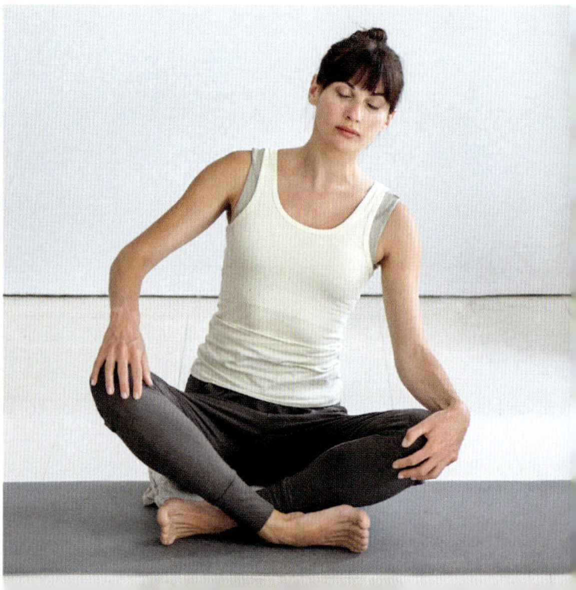

Zeitpunkt: bei Arbeitsblockaden im Haushalt, im Job oder wo auch immer, morgens und jederzeit, wenn sich ein systemischer Shutdown eingestellt hat
Ausgangsstellung: Schneidersitz, lockerer Grätschsitz oder jede andere Sitzhaltung, auch auf einem Stuhl
Ausführung

1. Finden Sie einen bequemen Sitz. Wenn Sie mögen, schließen Sie die Augen. Lassen Sie Ihr Gewicht durch Bewegen Ihres Oberkörpers sanft von der einen auf die andere Gesäßhälfte hin- und herpendeln, nach links und rechts hin- und herschaukeln. Machen Sie die Bewegungen ganz spontan, lassen Sie sie in Ihrem Körper ankommen und wählen Sie ein Tempo, das sich für Sie gerade gut anfühlt. Bleiben Sie etwa 1 Minute in dieser Hin-und-her-Bewegung. Bemerken Sie währenddessen, wie alle Gelenke, alle Körperregionen in die Bewegung einbezogen werden. Lassen Sie eine lockere Bewegung im ganzen Körper entstehen und folgen Sie sämtlichen Bewegungsimpulsen, die während der Übung entstehen: Vielleicht wollen Sie zusätzlich locker die Schultern kreisen lassen oder die Halswirbelsäule nochmals gezielt hin- und herbewegen. Lassen Sie sich auf eine sanft schaukelnde Bewegung ein. Manchmal löst sich sogar eine Pobacke von der Sitzfläche, das ist gut so. Wenn Sie später die Bewegung mit einem Gedanken verknüpfen möchten, denken Sie links »ich« und rechts »kann«. Schaukeln Sie im Rhythmus von »ich – kann«. Machen Sie dann eine Pause und spüren Sie den kleinen Veränderungen nach. Vielleicht möchten Sie gähnen oder sich kräftig rekeln.
2. In einem zweiten Durchgang schaukeln Sie locker nach vorn und hinten und folgen dabei allen Ihren körperlichen Impulsen.

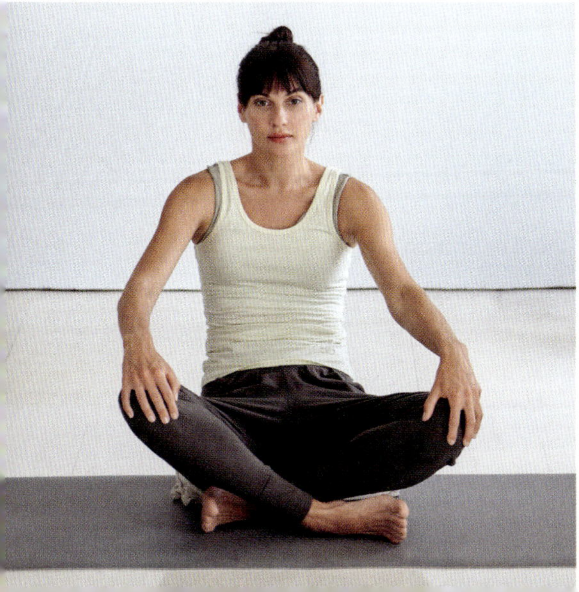

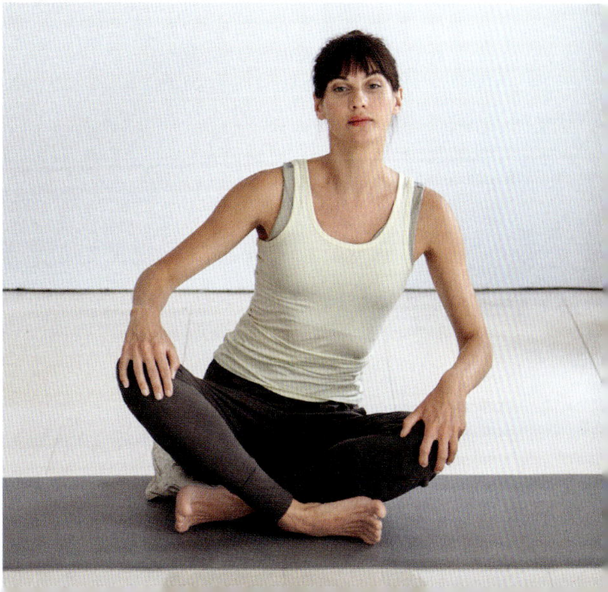

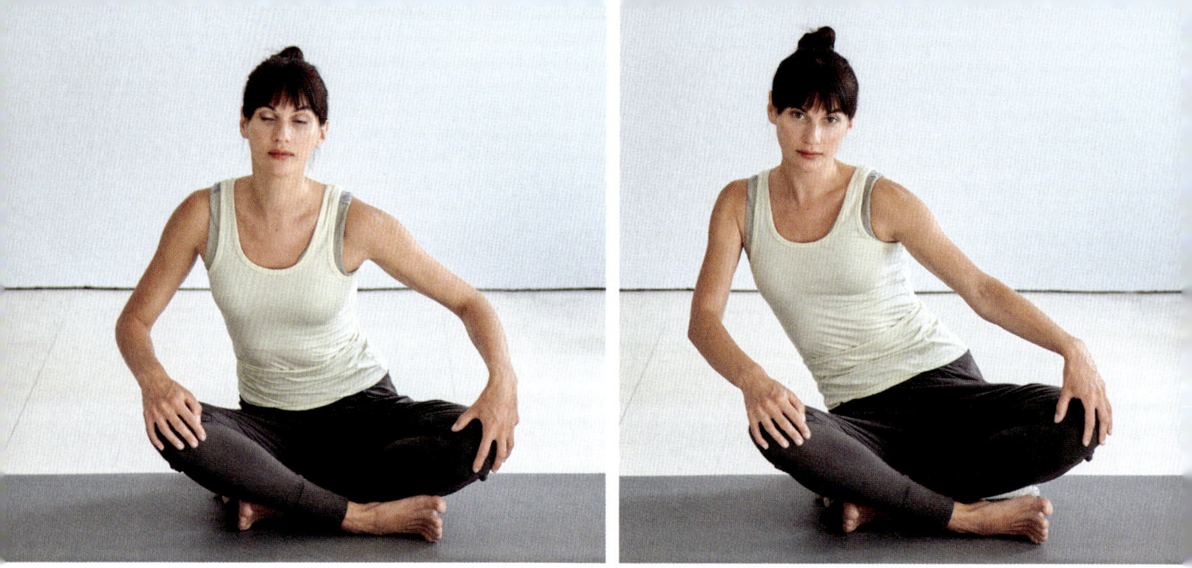

3. Lassen Sie Oberkörper und Becken locker kreisen und dabei die Bewegung aus sich heraus fließen. Die Hände können dabei locker auf den Oberschenkeln ruhen oder sich zur Unterstützung sanft um die Knie schmiegen. Alles ist richtig, selbst wenn Sie nach jeder Runde die Drehrichtung wechseln, ist das richtig. Vertrauen Sie ganz Ihrem Körper. Wenn Sie auch diese Bewegung mit einem Gedanken verknüpfen wollen, sagen Sie sich innerlich den Satz »Ich bin in Bewegung.« Möglicherweise bekommt jede Bewegungsrichtung ein Wort, etwa so: hinten – ich, links – bin, vorne – in, rechts – Bewegung. Und so weiter und so fort. Sie ahnen es wohl schon: Falls Ihnen ein besserer Satz einfällt, nehmen Sie den. Alles ist richtig. Entscheidend ist, dass Sie diese Bewegung überhaupt machen. Begrenzen Sie sich nicht durch Kompliziertheit. Einfach machen, einfach schaukeln.

Bitte beachten: Üben Sie nur im schmerzfreien Bereich. Falls Sie einen akuten Bandscheibenvorfall haben, ist diese Übung für Sie nicht geeignet. Sichern Sie außerdem vor dieser Übung Ihre Umgebung, damit Sie beim intuitiven Bewegen nicht anstoßen. Neigen Sie sich beim Üben seitlich nicht zu stark, damit Sie nicht umkippen.

Energie für den ganzen Körper: Shake it all

Hintergrund: Wie die vorigen beiden Übungen führt diese Schüttelübung zur sanften und kraftvollen Aktivierung Ihres Körpers, macht Sie wach und holt Sie aus einem Shutdown recht schnell heraus und hinein in eine klare Präsenz.
Ausgangsstellung: stabiler Stand, die Füße ruhig etwas auseinanderstehend

Ausführung

1. Schütteln Sie Ihre rechte Hand, und zwar dreidimensional in allen Richtungen, die beim Schütteln möglich sind. Beziehen Sie im weiteren Verlauf den ganzen rechten Arm ein. Bewegen Sie ihn etwas nach vorn, nach oben, zur Seite und über den Kopf. Bewegen Sie den Arm überallhin, wo es Ihnen schmerzfrei möglich ist, und schütteln Sie die ganze Zeit Hand und Arm.
2. Halten Sie nach etwa 1 Minute inne und lassen Sie den Arm locker hängen. Wenn Sie stabil stehen, schließen Sie die Augen und spüren nach, was sich im Körper verändert hat.
3. Schütteln Sie analog zur rechten die linke Hand und den linken Arm und schließen Sie wieder nach circa 1 Minute zum Nachspüren die Augen.
4. Schütteln Sie den rechten Fuß. Falls das Gleichgewicht etwas labil ist, können Sie sich natürlich festhalten. Schütteln Sie den Fuß und beziehen Sie dann das ganze Bein in die Schüttelbewegung ein. Schütteln Sie das Bein nach vorn, zur Seite und nach hinten.
5. Halten Sie kurz inne und spüren Sie nach, was sich verändert hat.
6. Schütteln Sie analog den linken Fuß und das linke Bein und halten Sie auch danach kurz inne.
7. Wenn es für Sie angenehm ist, schütteln Sie dann den ganzen Körper. Fühlen Sie sich ganz frei, lassen Sie die Schüttelbewegung instinktiv durch alle Körperregionen wandern. Manche mögen dabei in eine leichte Vorwärtsbeuge gehen. Erlaubt ist alles, was guttut.

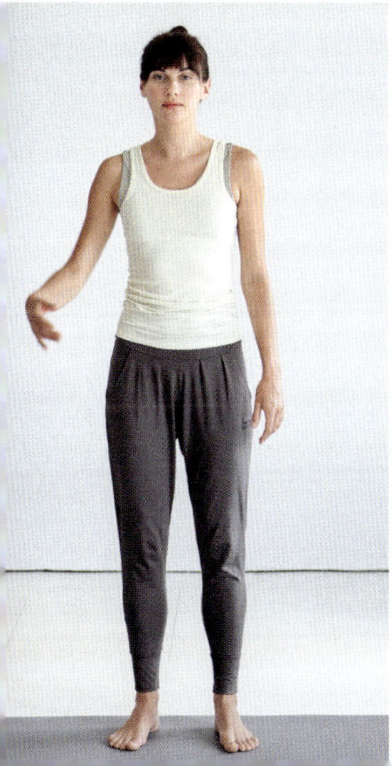
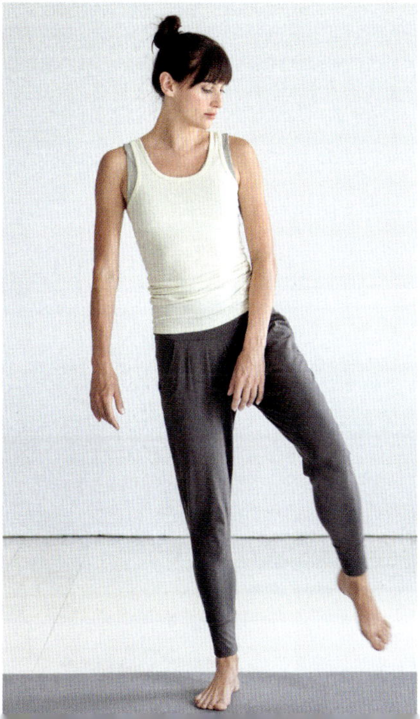
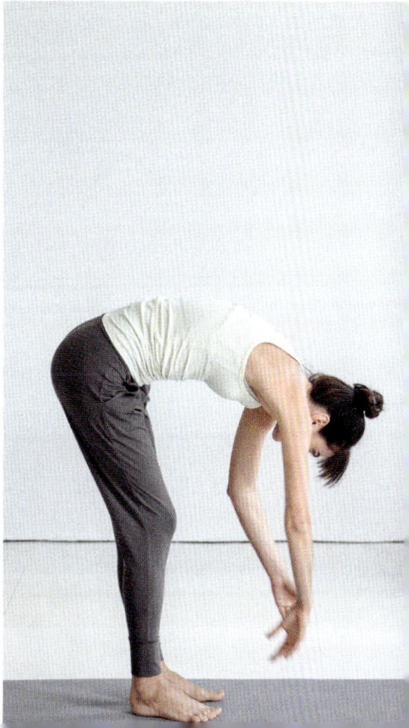

Ball hochwerfen und klatschen: **Zirkus, Zirkus**

Hintergrund: Dies ist eine einfache und sehr aktivierende Übung, die Sie vielleicht aus dem Sportunterricht kennen. In Sekundenschnelle bindet sie Ihre Aufmerksamkeit in der Gegenwart und regt zugleich Ihren Kreislauf an. Die Faszination für Bälle scheint uns nahezu angeboren zu sein. Einem bewegten Objekt nachzurennen, es zu fangen oder es knapp zu verfehlen, spornt automatisch den Ehrgeiz an und animiert unsere Muskulatur, sich blitzschnell anzuspannen und koordiniert zu bewegen. Dabei ist es völlig egal, ob wir auf der Stelle stehen und uns einem Wurfspiel hingeben oder einem Fußball auf der Wiese nachjagen. Wir begeben uns in einen kleinen spielerischen Kampf und geben dem Nervensystem einen Impuls in Richtung Sympathikus – eine spielerische Befreiung aus der Starre. Vielleicht huscht Ihnen dabei sogar ein Lächeln übers Gesicht oder Sie juchzen sogar. Dann ist sogar der direkte Sprung zum Modus des ventralen Vagus gemeistert. Ganz nebenbei unterstreicht diese Übung mit den kleinen Fangerfolgen Ihre Selbstwirksamkeit, die Gewissheit, Dinge schaffen zu können. Das durch die Eile beschleunigte herzhafte Klatschen gibt Ihren Handflächen einen kräftigen Reiz und verankert damit Ihr Spürbewusstsein im Hier und Jetzt. Sie brauchen für diese Übung nur irgendeinen Ball, es kann ein Tennisball, ein Softball, eine aus Zeitungspapier geknüllte Kugel oder eine Kugel aus zusammengelegten Socken sein.

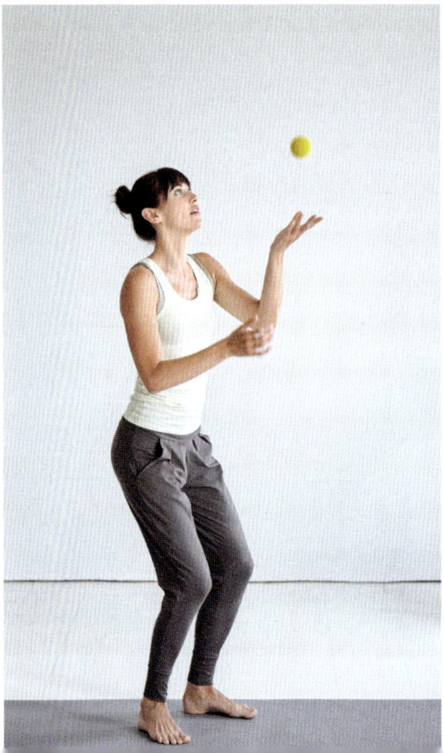

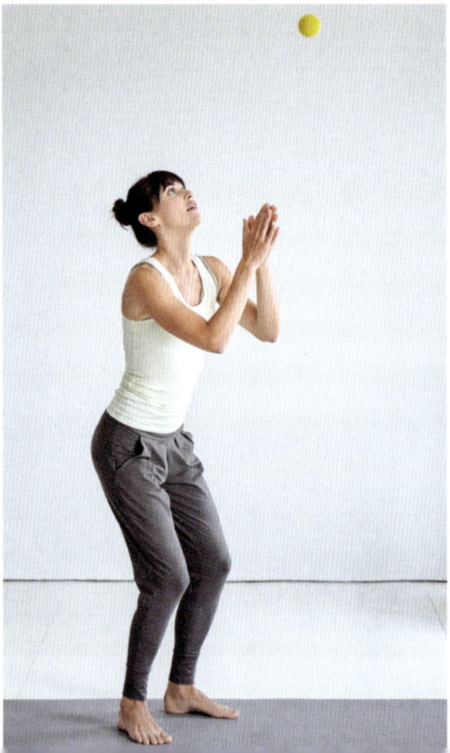

Ausgangsstellung: dynamischer Stand, am besten im Freien

Ausführung

Werfen Sie Ihren Ball vor sich senkrecht nach oben. Sobald er Ihre Hand verlassen hat, beginnen Sie, in die Hände zu klatschen. Das Ziel ist natürlich, dass der Ball nicht auf den Boden fällt. Wie viele Klatscher schaffen Sie, bevor Sie ihn wieder auffangen müssen? Es gilt, so viele Klatscher wie möglich zu schaffen. Am spaßigsten wird es, wenn Sie die Übung im Freien machen und den Ball immer höher in die Luft werfen können.

Bitte beachten: Wenn Sie unter Schwindel leiden oder Ihre Halswirbelsäule mit schnellen Kopfbewegungen nach oben ein Problem hat, ist diese Übung für Sie nicht geeignet. Ein paarmal in die Hände zu klatschen, ohne einen Ball zu werfen, hat auch anregende Wirkung.

Ausatmen auf »Ha!«: **Energiekick**

Hintergrund: Diese Serie aus mehreren kraftvoll ausgestoßenen »Ha«-Tönen aktiviert stark den Kreislauf, animiert Ihre Lungen, sich mit Atemluft zu füllen, und gibt Ihnen bei der stoßartigen Bewegung Gelegenheit, emotional Belastendes symbolisch von sich wegzuatmen. Die Übung eignet sich besonders gut, wenn Sie gern etwas starten wollen, aber sich noch nicht recht dazu durchringen können. Sie ist auch eine wunderbare Vorbereitung, wenn eine Verhandlung, ein Vortrag oder etwas ähnlich Aufregendes bevorsteht.

Ausgangsstellung: gegrätschter Stand, am besten im Freien bei frischer Luft

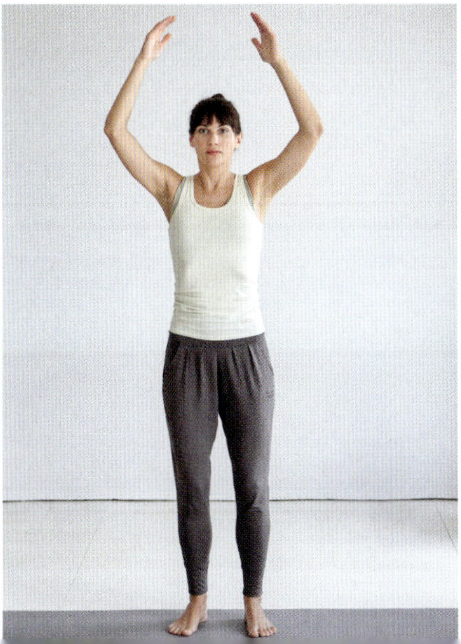

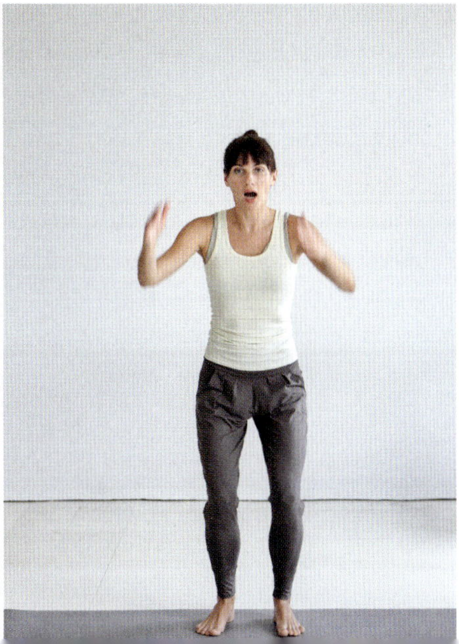

Ausführung

Finden Sie sich ein wenig in die Position ein und spüren Sie, wie Ihr Atem kommt und geht. Mit einer Einatmung heben Sie die Arme nach vorne an, mit der Ausatmung tönen Sie wirklich sehr kraftvoll »Ha!«, lassen dabei die Arme nach unten schwingen und federn ein wenig in die Kniebeuge mit. Lassen Sie eine lockere, aber betont kräftige Bewegung daraus werden.

Wiederholungen: Atmen und schwingen Sie zwischen 5- und 10-mal und spüren Sie, wie Sie immer mehr Lust bekommen, das »Ha!« lauter und überzeugender klingen zu lassen. Spüren Sie in Ihren Bauch, wo die Kraft des Tons entspringt. Spüren Sie zu Ihrem Gesicht und drücken Sie den Ton auch mimisch aus. Vielleicht entsteht im Laufe der Wiederholungen ein Lachen.

Rotation der Brustwirbelsäule im Stand: Wirbelwind

Hintergrund: Neben der Aktivierung Ihres Kreislaufs zielt diese Übung hauptsächlich auf die Mobilisierung Ihrer Brustwirbelsäule ab. Links und rechts neben dieser verläuft der Nervenstrang des Sympathikus. Dessen Funktion gilt es mit der Lockerung durch diese Übung zu verbessern.

Ausgangsstellung: Stand mit hüftbreit stehenden Füßen, Knie leicht gebeugt

Ausführung

1. Beginnen Sie mit einer lockeren und leicht schwungvollen Rotation Ihres Oberkörpers. Die Arme hängen locker links und rechts herunter. Die schwungvolle Rotation bringt die Arme von selbst ins Mitpendeln. Berühren Sie jeweils mit einem freundlichen Klaps die gegenüberliegende Hüfte beziehungsweise hinter dem Körper die gegenüberliegende Gesäßhälfte. Den Kopf können Sie mitbewegen, wenn Ihnen dabei schwindlig wird, lassen Sie den Kopf in der Mitte (siehe die Fotos auf Seite 165). Bewegen Sie sich je nach Befinden 1 bis 3 Minuten und bleiben Sie dabei locker mit Ihrem Atem in Verbindung. Machen Sie danach eine kleine Pause, spüren Sie nach und spüren Sie vor allem die kleinen Veränderungen, die sich einstellen: den veränderten Atem, die leichte Erwärmung im Körper und die Aufhellung im Geist.
2. Wenn sich die Wirbelsäule etwas aufgewärmt und an die Bewegung gewöhnt hat, winkeln Sie die Arme in den Ellbogengelenken rechtwinklig an. Lassen Sie die Bewegung in der Amplitude der Rotation nun etwas

größer werden. Wenn möglich, bewegen Sie ruhig den Kopf mit, aber auch hier gilt: Wenn es Ihnen nicht behagt, lassen Sie den Kopf zunächst in der Mitte. Stellen Sie sich bei dieser Armhaltung etwa vor, dass Sie mit Ihren Ellbogen Luftballons nach hinten wegstoßen. Dadurch entsteht eine leichte Schwungverstärkung, die sich positiv auf die Mobilisierung auswirkt.

3. Verschränken Sie beim Rotieren die Arme vor Ihrer Brust. Jetzt soll die Bewegung in der Rotation viel kleiner, aber dafür viel schneller werden. Üben Sie auch dies je nach Empfinden 1 bis 3 Minuten lang. Bleiben Sie in allen drei Phasen jeweils locker mit dem Atem in Verbindung.

Bitte beachten: Die Rotation der Wirbelsäule muss immer im schmerzfreien Bereich bleiben. Manchmal ist ein leichtes Rauschen oder Reibegefühl hinter dem Brustbein zu spüren. Das entsteht vor allem, wenn der Körper recht verspannt ist, und lässt in der Regel bei wiederholtem Üben nach.

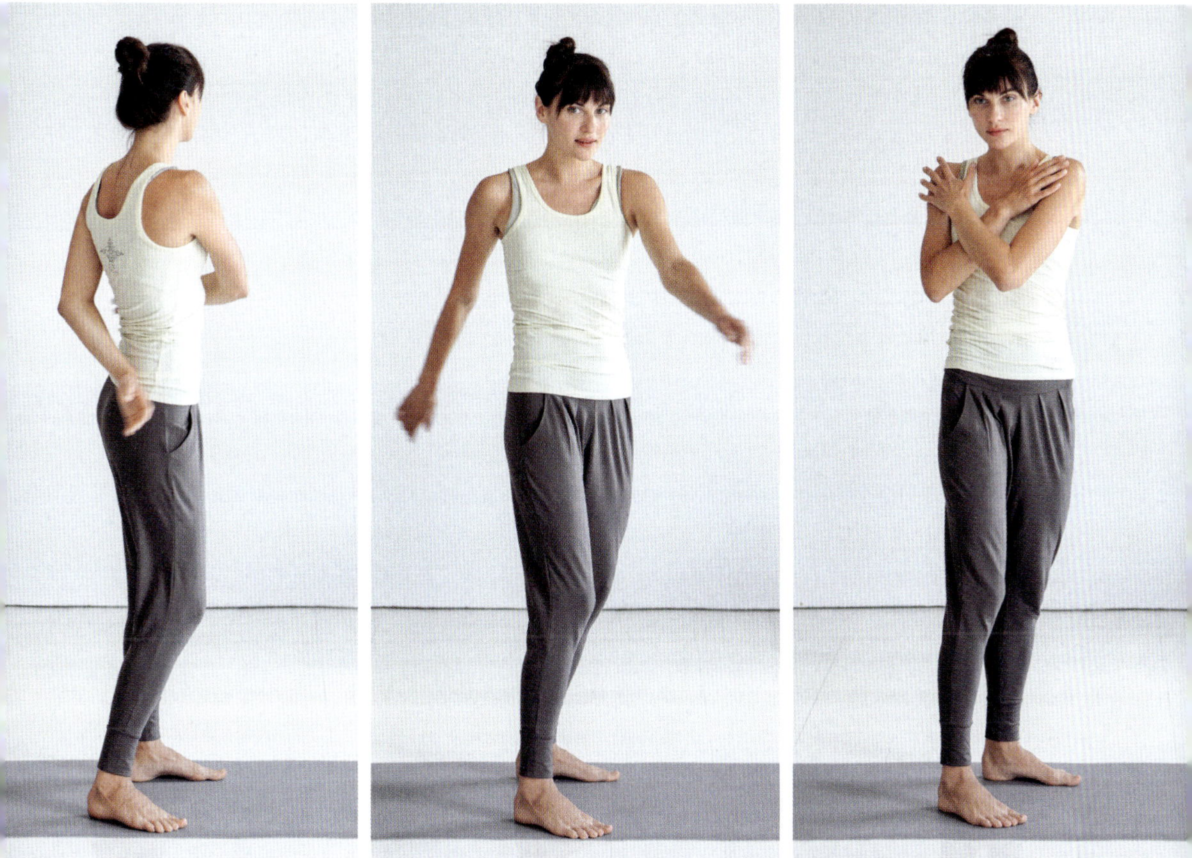

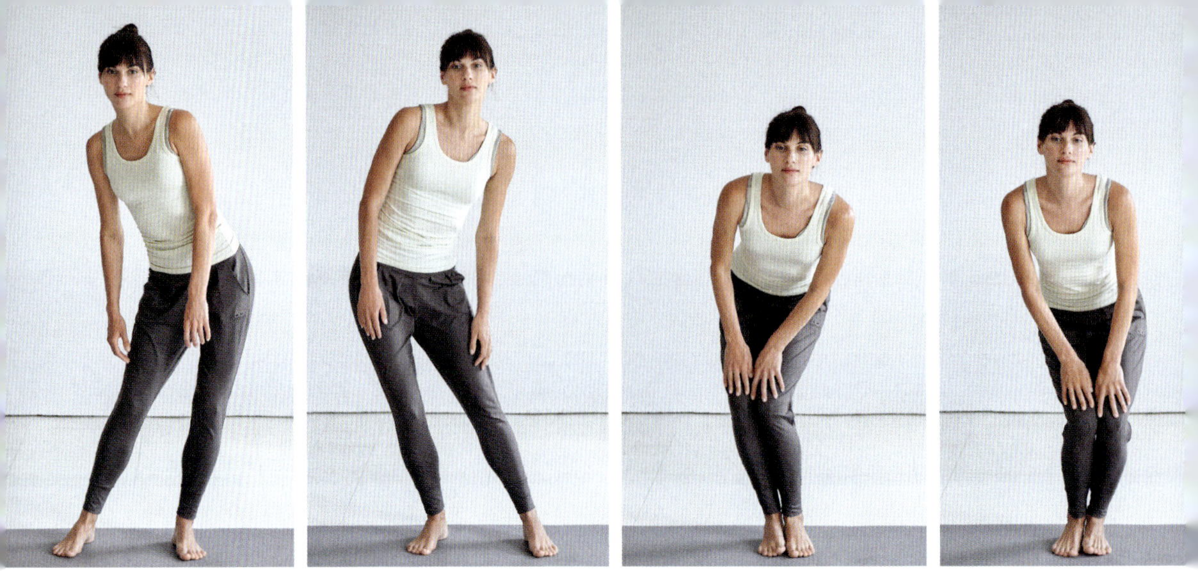

Mobilisation von Fuß bis Kopf: **Ganzkörperquirl**

Hintergrund: Die Übung bezieht in sechs Phasen den ganzen Körper ein und zielt ab auf die Synergie der horizontal im Körper gespannten Strukturen, welche die Osteopathie *Zwerchfelle* nennt: Neben der bekannten Muskel-Sehnen-Platte zwischen Brust- und Bauchraum sind dies Fußsohle, Kniekehle, Beckenboden, Schultergürtel und eine im Schädel quer verlaufende Struktur. Dynamische Bewegungen gleichen Spannungsunterschiede in diesen Strukturen aus und lenken die Aufmerksamkeit auf das eigene Selbst. Die an den Füßen beginnende Mobilisation erdet, regt den Kreislauf an, bewegt die Gelenke durch, verbessert die Durchblutung im ganzen Körper und holt uns wahrhaftig ins Hier und Jetzt. Eine perfekte Übung für jeden Tag!

Ausgangsstellung: Stand, die Knie leicht gebeugt

Ausführung

1. Finden Sie einen stabilen Stand, die Füße hüftbreit. Richten Sie den Fokus auf die Füße und kreisen Sie sanft: Verlagern Sie das Gewicht auf die linken Fußränder, dann auf die Zehen, dann auf die rechten Fußränder, dann auf die Fersen … Kreisen Sie locker ringsum auf den Fußrändern. Knie, Hüften und Oberkörper dürfen sich mitbewegen; es geht aber um die Füße. Bemerken Sie die Unterschiede zwischen rechts und links und erkunden Sie die Kreise, variieren Sie die Bewegung und spüren Sie, wie der Kontakt ringsum jeweils kurz ab- und zunimmt. Kreisen Sie 1 bis 2 Minuten lang und spüren Sie dann im ruhigen Stand einen Moment nach. Vielleicht spüren Sie ein kleines Vibrieren, vielleicht ändert sich die Temperatur, und vielleicht spüren Sie direkt, wie Sie etwas wacher werden.

2. Stellen Sie die Füße nah nebeneinander und beugen Sie leicht die Knie – am besten mit geradem Rücken (siehe Foto vorige Seite). Legen Sie die Hände auf die Knie und lassen Sie beide Knie im gleichen Drehsinn kreisen, dann entgegengesetzt. Suchen Sie eine harmonische, angenehme Bewegung und variieren Sie den Kreisdurchmesser. Machen Sie dann eine kleine Pause und spüren Sie die instinktive Atemvertiefung. Lassen Sie in der Pause Ihrem Atem freien Lauf und spüren Sie, ob Sie seufzen oder gähnen wollen.
3. Stellen Sie die Füße hüftbreit auseinander. Beginnen Sie, das Becken zu kreisen und lassen Sie dabei die Knie gestreckt. Auch hier lassen Sie Ihren Instinkt entscheiden, in welche Richtung Sie beginnen. Kreisen Sie im Anschluss auch in die andere Richtung.
4. Diese Phase kennen Sie schon: Sie entspricht der Übung „Wirbelwind“ auf Seite 164. Sie können den leicht gegrätschten Stand beibehalten, die Arme hängen locker nach unten. Beginnen Sie nun, den Oberkörper zu rotieren, die Arme pendeln mit.
5. Bleiben Sie in einem lockeren, angenehmen Stand und lassen Sie die Schultern abwechselnd sanft und leicht kreisen, die Arme hängen locker herab. Lassen Sie zu, dass sich die Bewegung frei und dreidimensional entwickelt, und bleiben Sie dabei im absolut spannungsfreien Bereich, denn besonders der Schultergürtel ist oft verspannt. Machen Sie mit den Schultern supersofte Bewegungen, versuchen Sie, den Schultergürtel locker zu lassen, um zusätzliche Verspannungen zu vermeiden. Die Bewegung ist richtig, wenn Sie gähnen oder seufzen möchten, der Atem sich umreguliert und Sie sich während der Bewegung wohlfühlen.

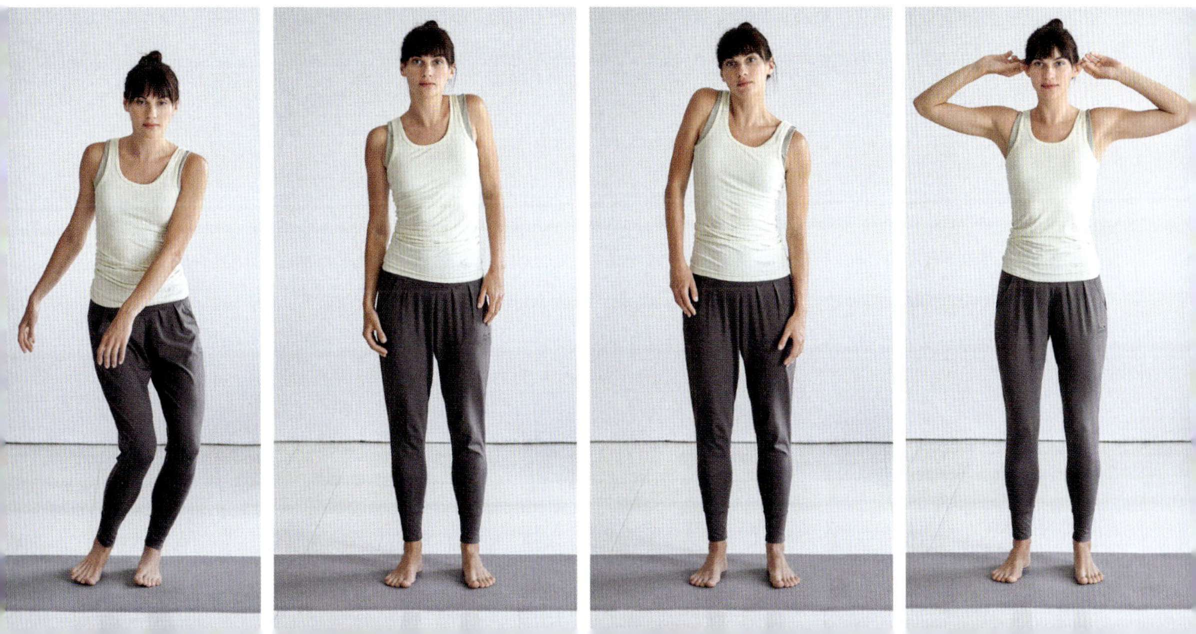

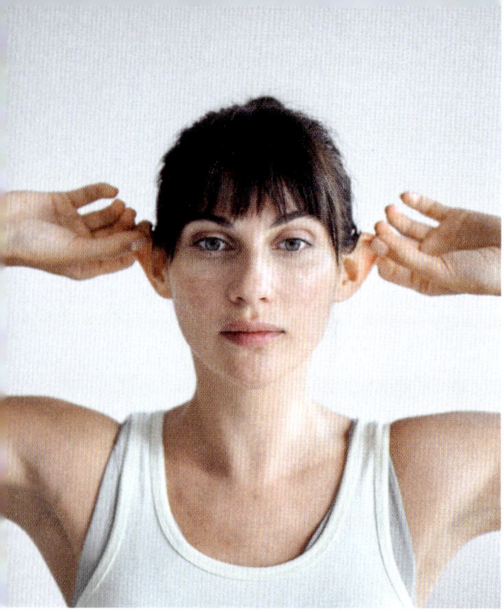

6. Greifen Sie mit den Fingern beider Hände Ihre beiden Ohren und ziehen Sie sie sanft massierend vom Kopf weg. Greifen Sie immer wieder ein Stückchen um und arbeiten Sie sich sanft knetend und ziehend von den Ohrläppchen aus am Ohrmuschelrand hinauf.

Bitte beachten: Bei Fuß-, Knie- oder Hüftbeschwerden beginnen Sie mit kleinen, aber harmonischen Bewegungen, sodass es sich für Sie immer gut anfühlt.

Arme und Beine abklopfen: **Meister Buntspecht**

Hintergrund: Klopfimpulse aktivieren und verhelfen Ihnen zu mehr Präsenz. Am wirksamsten sind rhythmische, zügige Bewegungen – ähnlich konsequent, wie wir sie von Spechten kennen. Hat der Specht einmal einen Wurm hinter der Baumrinde geortet, lässt er nicht mehr locker. Dieses Bild kann Ihnen helfen, im klar umschriebenen Rahmen aktiv dranzubleiben. Ich gebe grob einen Ablauf vor, grundsätzlich geht es jedoch ausschließlich darum, die Extremitäten aufsteigend zu beklopfen, um dann nachzuspüren. Geklopft wird nicht mit den Knöcheln, sondern mit dem gestreckten Zeige- und Mittelfinger.
Zeitpunkt: Üben Sie jederzeit zur Aktivierung und wann immer Sie wissen, dass Sie eine Aufgabe zu erledigen haben, den Einstieg aber nicht finden. Die Übung kann Ihnen einen Impuls geben – zur Motivierung, zur Anregung, direkt nach dem Aufstehen, nach der Mittagspause oder in Müdigkeitsphasen.
Ausgangsstellung: Liegen, Sitz oder Stand
Ausführung

1. Klopfen Sie mit dem Zeige- und Mittelfinger der linken Hand ungefähr 10-mal relativ zügig auf die Ober- und Außenseite des gestreckten rechten Arms, ausgehend vom rechten Handrücken hinauf bis zur rechten Schulter.
2. Beklopfen Sie 10-mal ebenso die Unter- und Innenseite des rechten Arms, ausgehend von der rechten Handfläche bis hinein in die rechte Achsel.
3. Lassen Sie beide Arme locker hängen oder liegen und spüren Sie kurz den ersten Klopfimpulsen nach. Spüren Sie vor allem den Unterschied zwischen dem rechten und dem linken Arm.

4. Wiederholen Sie den Ablauf auf der anderen Seite. Die rechte Hand klopft also zuerst die Oberseite, dann die Unterseite des linken Armes ab.
5. Nehmen Sie sich einen Moment Zeit zum Nachspüren. Fühlen Sie die leichte Aktivierung, vielleicht merken Sie ein leises Prickeln oder Vibrieren.
6. Klopfen Sie mit beiden Händen das rechte Bein ab. Beginnen Sie auf der Fußoberseite dort, wo Sie noch bequem herankommen, und klopfen Sie rasch circa 10-mal aufsteigend Richtung rechte Hüfte – das Ganze insgesamt 3-mal. Soweit Sie herankommen, klopfen Sie direkt danach auf die gleiche Weise die Rückseite des rechten Beins ab, möglicherweise nur mit einer Hand. Falls Sie im Liegen üben, kann es sein, dass Sie nur bis zum Oberschenkel kommen. Es ist völlig in Ordnung, wenn Sie nur vom Oberschenkel bis hinauf zur Leiste klopfen.
7. Spüren Sie nach und achten Sie wieder auf das Prickeln oder Vibrieren. Stellen Sie sich plastisch vor, wie Ihr gesundes Blut die Arme und Beine belebt. Das brauchen Sie, um loszulaufen und um handeln zu können.
8. Beklopfen Sie im letzten Schritt das linke Bein. Klopfen Sie auf der Vorderseite 10-mal aufwärts bis zur Hüfte und machen Sie 3 Wiederholungen, dann genauso auf der Rückseite.
9. Spüren Sie zum Abschluss der Übung nochmals nach und greifen Sie den ersten Impuls auf, der nun kommt. Welche Idee? Welche Motivation können Sie wahrnehmen? Worauf haben Sie gerade Lust?

Bitte beachten: Klopfen Sie nur auf Körperregionen, wo Ihnen das Klopfen angenehm ist. Schmerzhafte Bereiche sparen Sie unbedingt aus.

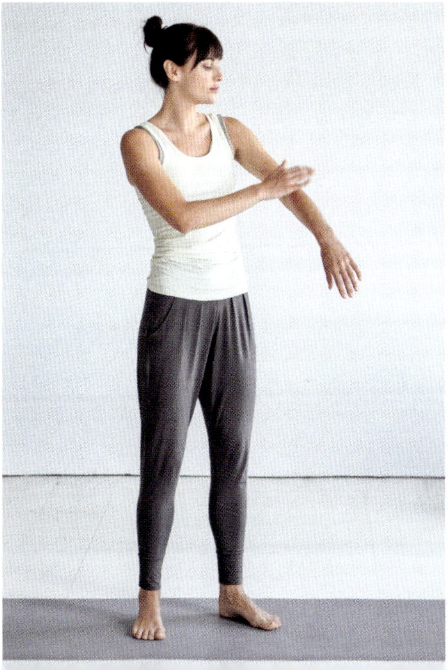

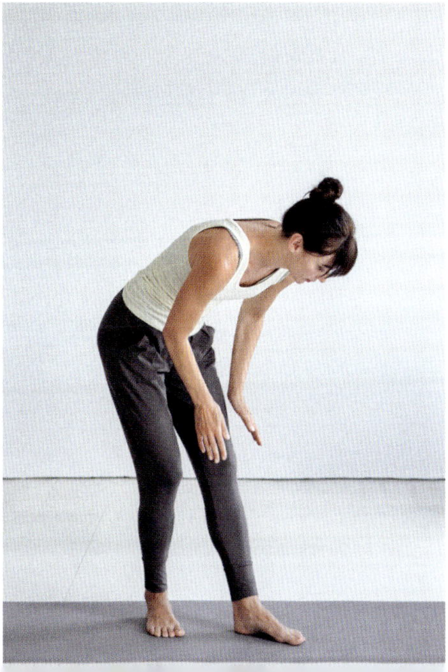

Box-Motivation: **Ich kann!**

Hintergrund: Hier geht es um Rhythmus und aktivierenden Atem, aber auch um innere Überzeugung und Stabilisierung Ihrer Fähigkeiten. Allzu schnell schränkt ein bewusster oder unbewusster Trigger unser Selbstwertgefühl und damit die Lebenskraft ein. Ganz egal, was der Trigger war, erinnern Sie sich daran, dass er wohl nur uralte Geschichten in Ihrem Gehirn aktiviert. Heute sind Sie erwachsen, in guter physischer Verfassung und in der Lage, Ihr Leben zu meistern. Das steckt in der Devise »Ich kann!«.

Ausgangsstellung: Stand

Ausführung

Stehen Sie möglichst stabil und tatkräftig. Während Sie einatmen, hängen Ihre Arme noch locker herab. Stellen Sie sich dabei aber schon vor, wie Sie durch Ihre Fingerspitzen Kraft einsaugen und atmen. Beim Ausatmen ballen Sie beide Fäuste und boxen kräftig im Wechsel nach vorn. Mit jedem Stoß sagen Sie sich laut oder leise die Worte »Ich kann!« vor. Wenn die Ausatmung zu Ende ist, lassen Sie Ihre Arme wieder locker hängen und atmen dabei tief ein. Dann beginnt die Boxbewegung von vorn.

Wiederholungen: je nach Empfinden zwischen 3 und 10 Atemzüge

Bitte beachten: Wenn Ihnen das »Ich kann!« nicht behagt, können Sie beim Boxen laufend die Silbe »Ha!« wiederholen. Kräftig sollen Sie boxen, lassen Sie sich aber durch das Wort »kräftig« nicht irritieren. Es kann sein, dass sich der Körper noch gar nicht kräftig anfühlt, denn es geht ja um das Verlassen eines eingefrorenen, erstarrten oder müden Zustands. Aber der Bewegungsimpuls darf und soll kräftig nach vorn gerichtet sein.

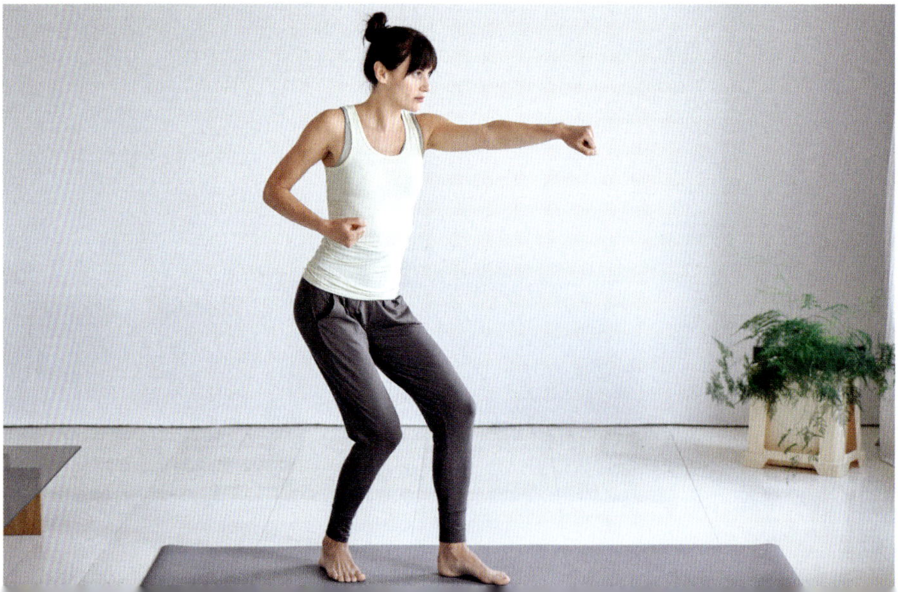

Sanftes Wippen im Stand: **Feder**

Hintergrund: Federnde, schwingende Bewegungen beleben den Geist und regen die Bewegung der Flüssigkeiten im Körper sowie den Blutkreislauf an. Beobachten Sie einmal neugierige kleine Kinder, wenn sie sich gerade aus dem Krabbeln zum Stand hochgezogen haben. Dann beginnen sie instinktiv mit diesem Wippen. Schon wenige Augenblicke bis Minuten reichen, um die Sinne durch diese Art von Bewegung zu beleben. Woher es die Kleinen wohl wissen? Die Übung macht sich sehr gut auf einem Trampolin, sofern Sie eines zur Verfügung haben, funktioniert aber auch auf jedem anderen Untergrund.
Ausgangsstellung: lockerer, stabiler Stand, gern auf einem Trampolin
Ausführung

Wippen Sie locker in den Knien und lassen Sie diese Bewegung durch den ganzen Körper fließen. Sie können den Oberkörper dabei instinktiv mitbewegen, vielleicht möchte er sich etwas drehen. Ebenso lassen Sie den Bewegungen der Arme und des Kopfs freien Lauf. Wenn es sich gut anfühlt, können Sie in lockeres Hüpfen auf der Stelle übergehen.

Bitte beachten: Achten Sie auf lockeres, weiches Schwingen und Hüpfen. Besonders all jene Menschen, die sich in einem Starrezustand zu wenig bewegen, müssen ihre Gelenke schonend an das Körpergewicht gewöhnen.

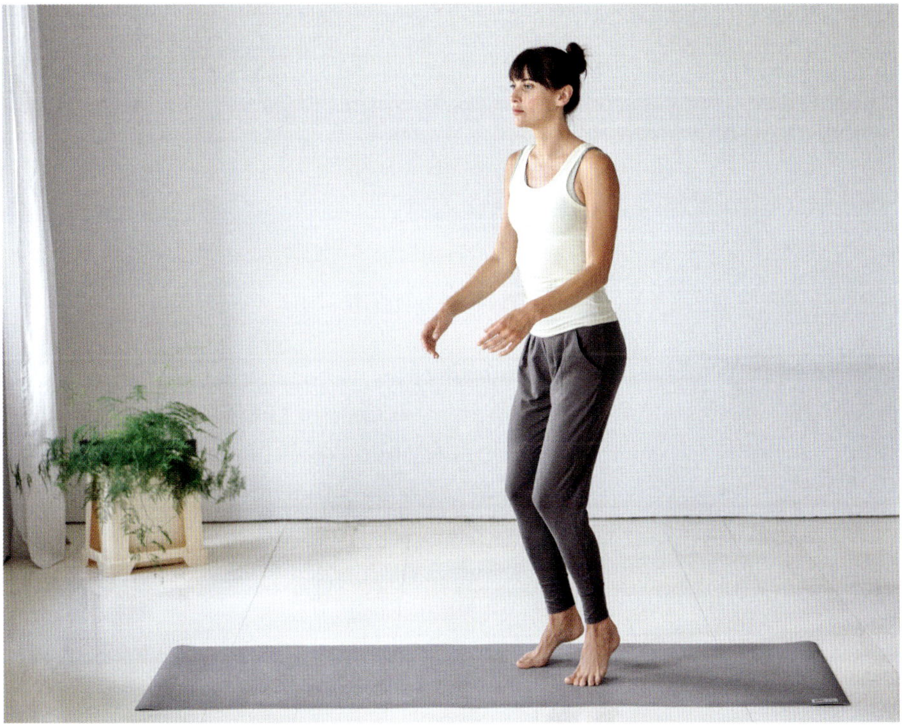

3.4

Notfallübungen gegen Panik und Dissoziation

Trotz aller Übungen und entgegen allem Wissen gibt es immer wieder Momente, in denen Trigger so stark auf uns einwirken, dass das autonome Nervensystem von jetzt auf gleich vollständig die Kontrolle übernimmt. Die Betroffenen können in solchen Situationen kaum noch rational, adäquat oder zweckmäßig agieren. Angst, Panik oder Abdriften treten dann unvermittelt auf. Manche Menschen tragen wohlweislich einen kleinen »Notfallkoffer« mit sich. Darin führen sie Gegenstände mit, die vor allem das Nervensystem mit Sinnesreizen beschäftigen, vom auslösenden Reiz ablenken und die Aufmerksamkeit in die Gegenwart zurückholen sollen. Beispiele: Fingerringe mit Stacheln, Igelball, Chili- oder Ingwerbonbons, Duftessenzen oder kleine Gegenstände zum Betasten. Falls nichts davon zur Hand ist, bietet auch die Arbeit am eigenen Körper Möglichkeiten des schnellen Ausgleichs. Panikattacken und Dissoziation tauchen oft so unvermittelt auf, dass es keinen Sinn hat, so etwas wie eine beste Ausgangsposition für die Notfallübungen zu beschreiben. Wann immer Sie das Gefühl haben, dass Sie in Kontrollverlust, Unbehagen, Unruhe, Angst, Panik oder Dissoziation geraten, probieren Sie entweder die drei folgenden Übungen oder eine davon. Es ist sinnvoll, diese Handgriffe und Striche in guten Zeiten fest einzustudieren, um sie im Notfall sofort anwenden zu können.

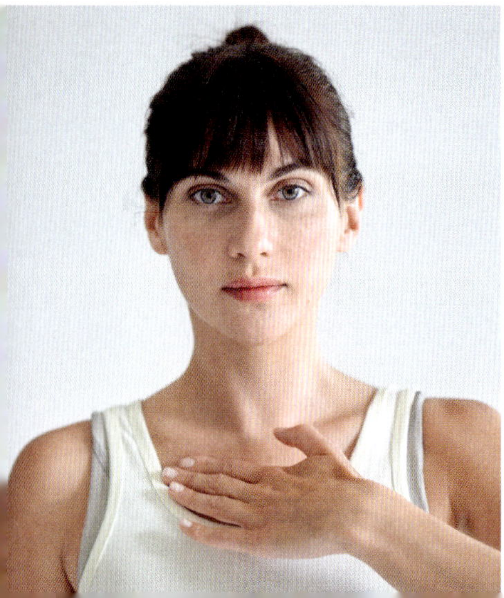

Striche unter dem Schlüsselbein: **Notfall-Strich 1**

Ausführung

1. Ertasten Sie mit den Fingerkuppen der rechten Hand Ihr linkes Schlüsselbein, den quer zu den Schultern hin verlaufenden Knochen am Übergang vom Hals zum Brustkorb. Wandern Sie mit den Fingerkuppen unter das

Schlüsselbein und fühlen Sie sich etwas in Ihr Bindegewebe an dieser Stelle ein. Streichen Sie nun mehrmals, ruhig etwas kräftiger, von innen nach außen, also an der Körpermitte beginnend in Richtung Schulter am Schlüsselbein entlang.

2. Wechseln Sie die Seite. Lassen Sie den Atem beim Üben möglichst natürlich und ruhig fließen.

Striche an den Beckenkämmen: Notfall-Strich 2

Ausführung

1. Fur diese ausgleichenden Striche legen Sie eine Hand oder beide Hände an Ihren nackten unteren Rücken, als ob Sie sich dort abstützen wollten. Die Daumen zeigen nach vorn, alle anderen Fingerspitzen liegen hinten an oder auf der Lendenwirbelsäule oder dem sich unten daran anschließenden Kreuzbein. Ertasten Sie die beiden knöchernen Beckenkämme, die nun in etwa entlang von Zeigefinger und Daumen verlaufen. Je weiter Sie sich seitlich nach vorne tasten, desto deutlicher spüren Sie die obere Kante der Beckenschaufel. An dieser entlang streichen Sie vor allem mit den Zeige- und Mittelfingern mehrmals von hinten innen nach außen vorne.
2. Wenn Ihnen diese Ausgleichsstriche guttun, können Sie sie über beide Pobacken nach unten fortsetzen. Spüren Sie nach etwa 5 bis 10 Wiederholungen nach, wie sich Ihre Wahrnehmung in die Gegenwart orientiert.

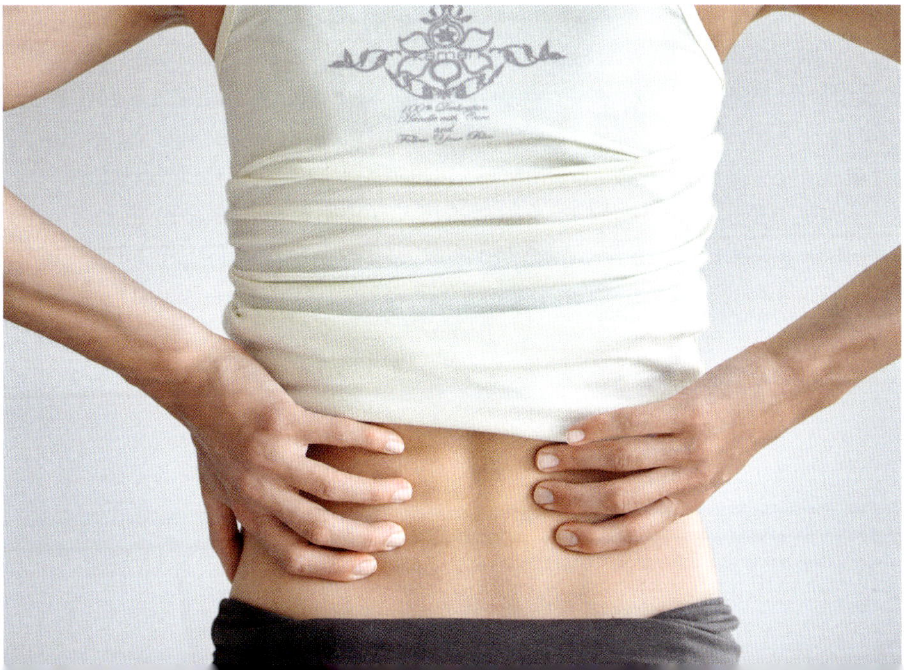

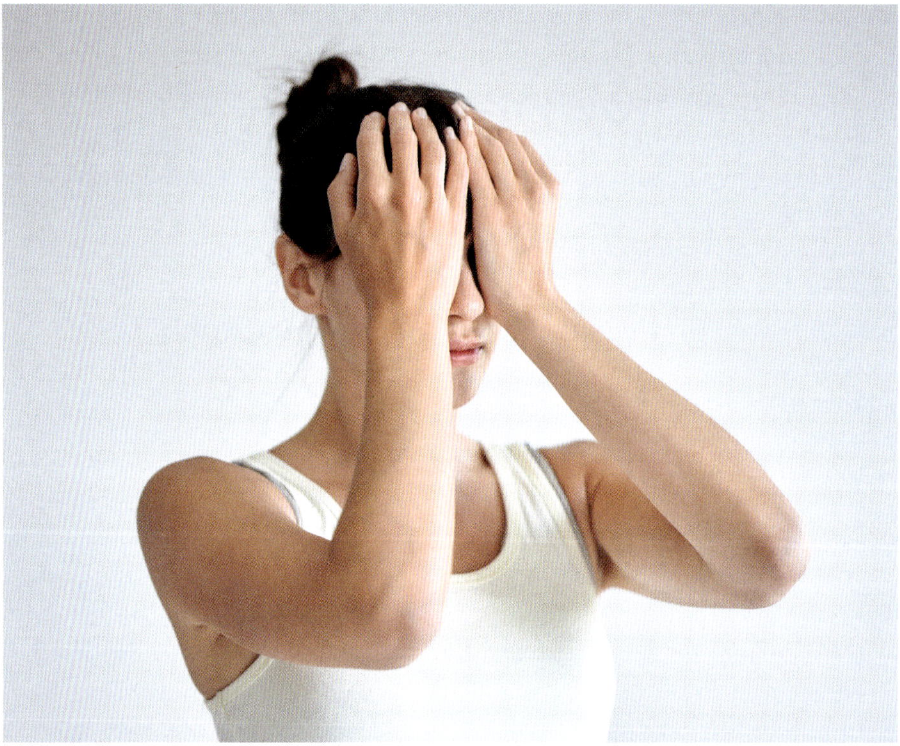

Hände und Finger auf Augäpfel und Stirn: Rückzug der Sinne

Ausführung

Vor allem in Zuständen von großer Unruhe, Angst oder Panik oder bei Fluchtimpulsen kann es helfen, einen sehr sanften Druck auf die Augäpfel auszuüben. Dieser aktiviert den ventralen Vagus und beruhigt den Organismus durch einen vorübergehenden Rückzug der Sinne. Legen Sie dazu die Handballen ganz sanft auf Ihre Augenhöhlen. Die Finger liegen auf der Stirn, die Fingerspitzen auf dem vorderen Haaransatz oder einfach locker auf der Kopfhaut. Bleiben Sie so lange in dieser Haltung, wie es sich angenehm anfühlt. Versuchen Sie, dabei ruhig und natürlich zu atmen.

Quellenverzeichnis

Cieslak, Roman et al.: Secondary Traumatic Stress Among Mental Health Providers Working With the Military. In: The Journal of Nervous and Mental Disease Vol. 201, Nr. 11, November 2013, S. 917–925 – https://www.ncbi.nlm.nih.gov/pmc/articles/PMC4892748/pdf/nmd-201–917.pdf

Dana, Deb: Die Polyvagal-Theorie in der Therapie. Lichtenau, 2021

Dhansoia, Vipin et al.: Immediate effect of mind sound resonance technique on state anxiety and cognitive functions in patients suffering from generalized anxiety disorder: A self-controlled pilot study. In: International Journal of Yoga 2015 Jan–Jun; 8(1), S. 70–73.

Drexler, Katharina: Ererbte Wunden erkennen. Wie Traumata der Eltern und Großeltern unser Leben prägen. Stuttgart, 2017

Fegert, Jörg M.: Frühe Kindheitstraumata, sexueller Missbrauch, Vernachlässigung, Misshandlung und ihre Folgen. Sommersemester 2018 – Vorlesungsreihe Basiswissen Kinder- und Jugendpsychiatrie, Entwicklungspsychopathologie. Ulm, 2018

Fredrickson, Barbara L. et al.: A functional genomic perspective on human well-being. PNAS August 13, 2013 110 (33), S. 13684–13689 – https://doi.org/10.1073/pnas.1305419110, und korrigierend: Psychological well-being and the human conserved transcriptional response to adversity. https://doi.org/10.1371/journal.pone.0121839. 26.3.2015

Güthlin, C.; Köhler, S; Dieckelmann, M. (2020): Chronisch krank sein in Deutschland. Zahlen, Fakten und Versorgungserfahrungen. Frankfurt am Main, 2020

Habetha, Susanne et al.: Deutsche Traumafolgekostenstudie. Kein Kind mehr – kein(e) Trauma(kosten) mehr? Institut für Gesundheits-System-Forschung GmbH; Schriftenreihe Bd. 3. Kiel, 2012

Hochschild, Jutta: Wirbelsäule und obere Extremität. Strukturen und Funktionen begreifen. Funktionelle Anatomie – Therapierelevante Details Bd. 1. Stuttgart, 5. Auflage 2019

Huber, Michaela: Frühes Trauma – späte Folgen. https://michaela-huber.com/files/vortraege2017/fruehes-trauma_spaete-folgen-michaela-huber.pdf

Lenher, Mariia: Zu Depression und transgenerational weitergegebenem Trauma: ein psychoanalytischer Kommentar. https://link.springer.com/article/10.1007/s00729-019-00126-0

Levine, Peter A.: Trauma und Gedächtnis. Die Spuren unserer Erinnerung in Körper und Gehirn. Wie wir traumatische Erfahrungen verstehen und verarbeiten. München, 2016

Liem, Torsten; Dobler, Tobias K.; Puylaert Michel: Leitfaden Viszerale Osteopathie. München, 2020

Porges, Stephen W.: Die Polyvagal-Theorie. Neurophysiologische Grundlagen der Therapie. Emotionen, Bindung, Kommunikation & ihre Entstehung. Paderborn, 2010

Porges, Stephen W.: Die Polyvagal-Theorie und die Suche nach Sicherheit. Lichtenau, 2021

Seppälä, Emma M. et al.: Breathing-based meditation decreases posttraumatic stress disorder symptoms in U. S. military veterans: a randomized controlled longitudinal study. In: Journal of Traumatic Stress 2014 August; 27(4), S. 397–405

Somatic Experiencing: Mitschriften und Kursskripte Weiterbildung Somatic Experiencing (SE)®. Berlin, 2014–2017

Traumasensibles Yoga: Mitschriften und Kursunterlagen Traumasensibles Yoga TSY. Jüchen-Damm, 2015–2016

Trepel, Martin: Neuroanatomie. Struktur und Funktion. München, 6. Auflage 2015

Weiterbildung Osteopathie. Mitschriften der Weiterbildung Osteopathie des Instituts für angewandte Osteopathie (IFAOP). Leipzig, Berlin, 2002–2007

Impressum

4. Auflage 2025

produktsicherheit@penguinrandomhouse.de
(Vorstehende Angaben sind zugleich Pflichtinformationen nach GPSR)

Projektleitung: Inga Heckmann und Nikola Teusianu
Lektorat und Satz: Knipping Werbung GmbH, Berg am Starnberger See
Layout: Claudia Scheike, Martin Knipping
Korrektorat: Susanne Schneider
Bildredaktion und Leitung der Fotoproduktion: Sabine Kestler
Herstellung: Claudia Scheike
Umschlaggestaltung: Geviert – Büro für Kommunikationsdesign, München, unter Verwendung von Motiven von Cover: shutterstock/onenine19
Druck und Verarbeitung: Alcione, Litotipografia S. r. L., Lavis
Printed in Italy

MIX
Papier | Fördert gute Waldnutzung
FSC® C147178

Penguin Random House Verlagsgruppe FSC® N001967

ISBN 978-3-424-15416-0

Bildnachweis

Seite 23: istockphoto: Jolygon
Seite 17, 53: Sandra Hintringer nach Vorlagen von Canva
Seite 29: Archiv Penguin Random House
Cover: shutterstock/onenine19

Fotoproduktion

Fotografie (alle Fotos im Innenteil): Pascal Bünning
Haare/Make-up: Jana von Oheimb-Rosta
Model: Evangeniia über Procast Photo/Video GmbH

Für die freundliche Unterstützung der Fotoproduktion danken wir Kamah Yoga und Yogistar.com